疑問や不安がすっきり！

# 小児科医ママとパパのやさしい予防接種BOOK

小児科専門医
森戸やすみ
宮原 篤　著

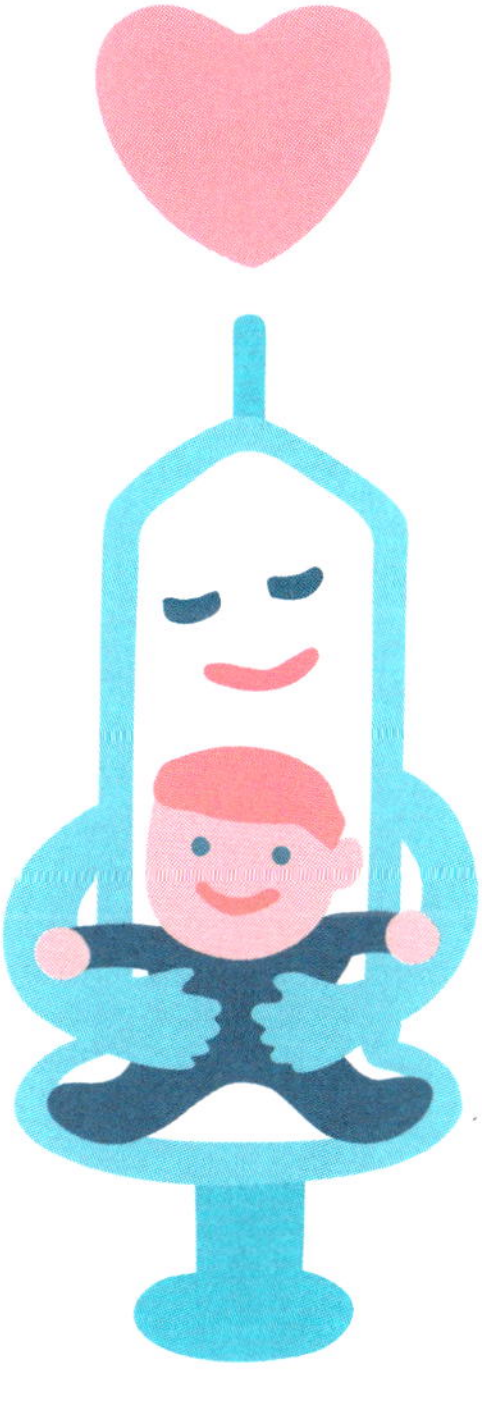

# はじめに

森戸やすみ

「予防接種は絶対にすべて受けるべき」「予防接種は絶対に受けてはならない」「予防接種は選んで受けるべき」「ワクチンには感染症を防ぐ効果がある」「ワクチンに効果はなく毒である」「ワクチンを打たないと病気になる」「ワクチンを打つと副反応が起こる」など……、予防接種／ワクチンには本当に様々な言説があります。

これでは、保護者のみなさんは不安になりますね。

本当のところはどうでしょうか。

**じつは、予防接種／ワクチンは感染症にかかることを予防する最も確実な方法です。**

人類が誕生したときから、感染症を起こすウイルスや細菌などの病原微生物と人類は常に生存をかけた戦いをしてきました。感染症の研究、治療法の開発、ワクチンの発明と改良といったように、今も私たち人間は地道で確実な対抗策を講じています。感染症で命を落としていった人たち、それを救おうと励んできた研究者、患者さんの治療に尽力する医療者、そういったたくさんの人たちのおかげで日々、医療は進歩しているのです。

例えば、2003～2005年に全国の約2万の医療機関を調べた結果、水ぼうそうになる人は1年間に約100万人、そのうち最低でも4000人程度が重症化によって入院し、さらに約20人が亡くなっていると推定されていました(※1)。それが2014年に水ぼうそうのワクチンが定期予防接種化されてからは、全国3000の定点になっている医療機関を受診した感染者数は3分の1以下になっています。確実に減っているのです。

私たち医師は、大学で感染症のことを詳しく学びます。感染症とその合併症、後遺症に対抗する手段として予防法や治療法を学び、また医師になってからも新しい情報が出てくるたびに勉強して知識をアップデートしていきます。外科でも内科でも精神科でも小児科でも、あらゆる科で患者さんは感染症にかかりますから、当たり前のこととしてワクチンの有用性を知っているのです。大事なのはワクチンのメリットとリスクを正確に知って、判断することでしょう。

ところが、一般的な学校では、感染症の恐ろしさも、ワクチンのことも教わりません。よくわからないものを注射するといわれたら、怖いと思う人がいるのも無理はありません。しかも、予防接種やワクチンのことを詳しく調べようとしても、正確な内容のものは医療者向けの専門書ばかりで難しすぎます。一方、わかりやすい一般書は、医学的に正確でない個人的な意見を書いた本が多くて、わかりやすさと正確さを両立した本は見あたりませんでした。かといって、感染症や予防接種のことは知らなくていいわけではありません。

感染症を起こすウイルスや細菌などの病原微生物は人を選びません。知識のあるなしも、年齢も考慮してくれません。だから、予防接種やワクチンの正確な知識を持たなかったために感染してしまうことは十分にあり得ます。「知らない」ことが、健康を脅かす大きなリスクになるのです。

そこで、小児科医である私と宮原篤さん、編集さんで、**一番やさしい予防接種の本**を目指して作ったのが本書です。よくわからないものは怖くて当然だし、大切な子どもに受けさせるとなるといっそう不安を感じますから、語り口は優しくあるべきです。そして、そもそも予防接種の仕組みは難しいので、なるべく易しく書くように心がけました。予防接種はどうして始まったのか、なぜ感染症を予防できるのか、何がどのくらい入っているのか、受けなかったらどうなるのか、副反応にはどんなものがあるのか……、などというよくある疑問や不安について、思い込みではなく、一から調べ直して詳しく答えています。

ワクチンを怖いと感じている人も、そうではない人も、ぜひ本書を手にとって疑問や不安を解決してくださいね。

※1　厚生労働省 予防接種部会 ワクチン評価に関する小委員会「水痘ワクチン作業チーム報告書」
https://www.mhlw.go.jp/stf/shingi/2r9852000014wdd-att/2r98520000016rqn.pdf

目次
Contents

# 疑問や不安がすっきり！小児科医ママとパパのやさしい予防接種BOOK

## 第3章　予防接種の疑問と不安……83

# 医師は自分の子にワクチンを接種しない？

以前、「医師は自分の子にワクチンを打たない」という説があると知ったときは、とても驚きました。

医師として勉強していれば、診療科を問わず、感染症の怖さを知っているはずだからです。また、知識をアップデートしていれば、ワクチンの安全性がわかるからでもあります。

私にも、共著者の小児科医・宮原氏にも子どもがいますが、どちらも定期接種および任意接種のワクチンをすべて接種しています。もちろんのことです。

そして2人とも小児科や他科の医師をたくさん知っていますが、自分の子どもにワクチンを接種しない人に出会ったことがありません。数十〜数百人の医師が所属する地域の医師会でも、ワクチンを受けさせないという人はいないようです。数千人単位の医師が集まる学会でも、そういう話をする医師はいません。

つまり、書籍や雑誌、ネットで「自分の子どもにはワクチンを選んで打っている」、「全く打っていない」という医師がまれにいますが、とても少ないのです。少ないからこそ、そういうことを言う医師がいると、目立つということでしょう。

少し前に「ワクチンは毒だ」とか「ワクチンは必要ない」と言ったり講演をしたりしていた医師が、自分のお子さんにはワクチンを接種させたのではないかと話題になりました。お子さんが、ワクチンを接種していないと難しい海外留学をしたり、医療職についたりしていたからです。

ですから、ウワサを信じたりしないで、根拠のある医療情報を参考にしましょう。（森戸）

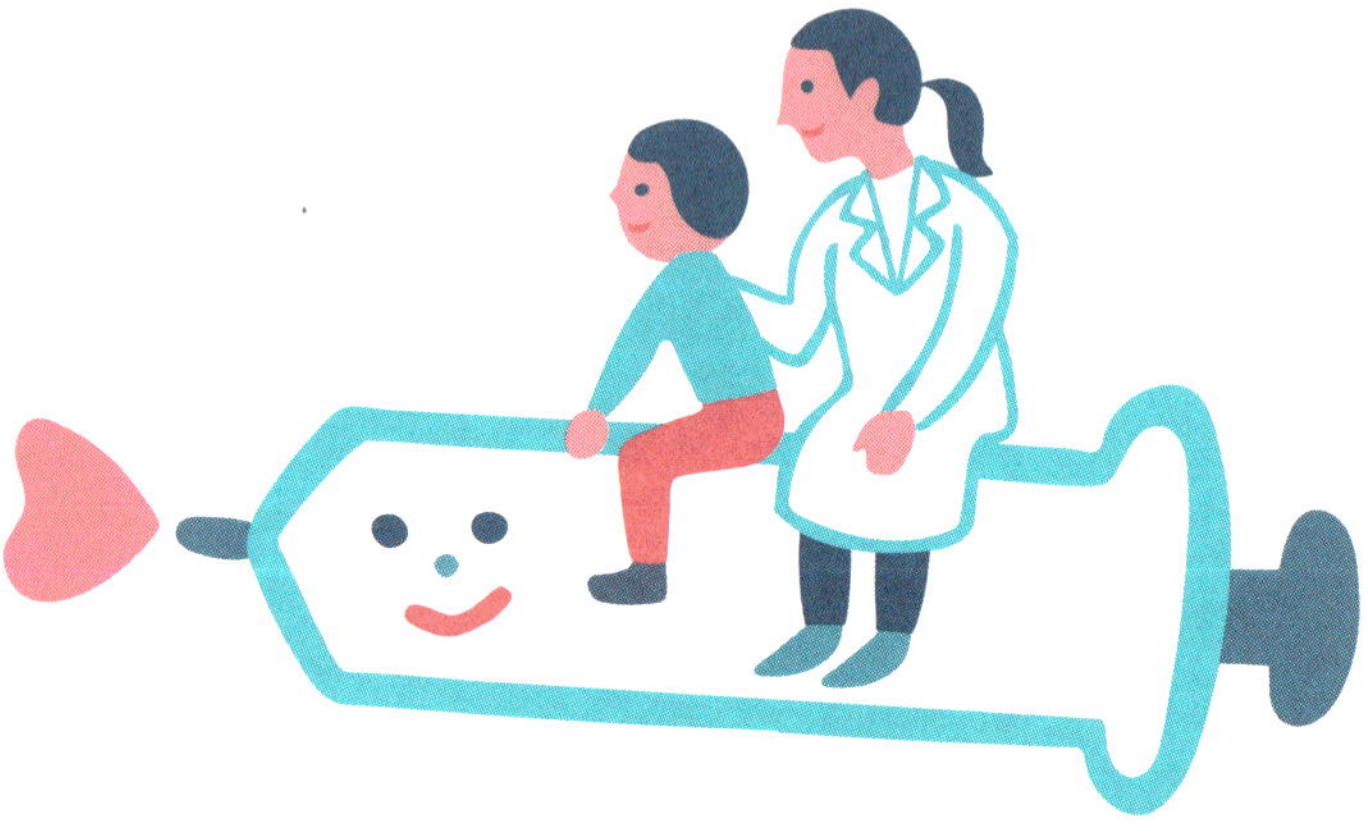

# 第1章
# 予防接種の誕生と歴史

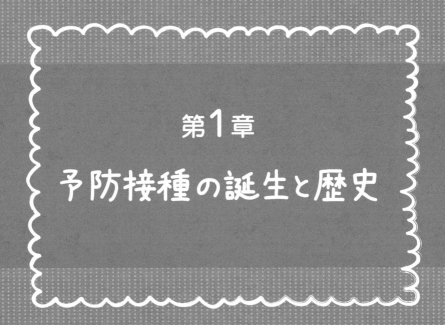

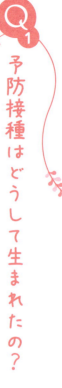

# Q1 予防接種はどうして生まれたの？

私たちが暮らす地球上には多種多様なウイルスや細菌などの病原微生物がいて、それらに感染して起こる病気全般を「感染症」といいます。風邪のように軽いものばかりならいいのですが、死亡したり後遺症を負ったりするリスクが高い感染症も多々あります。

現在では根絶された「天然痘《てんねんとう》」という感染症をご存じでしょうか？　天然痘は、天然痘ウイルスによって感染し、高熱と膿疱《のうほう》を伴う発疹が全身に出る病気で、18～19世紀頃に全世界で猛威を振るいました。1796年、イギリスでは4万5000人が死亡したといわれています。致死率が20～50％もあり、生き延びたとしても顔などに痘痕《あばた》が残り、失明する人もいて、誰もが恐れる病気だったのです。

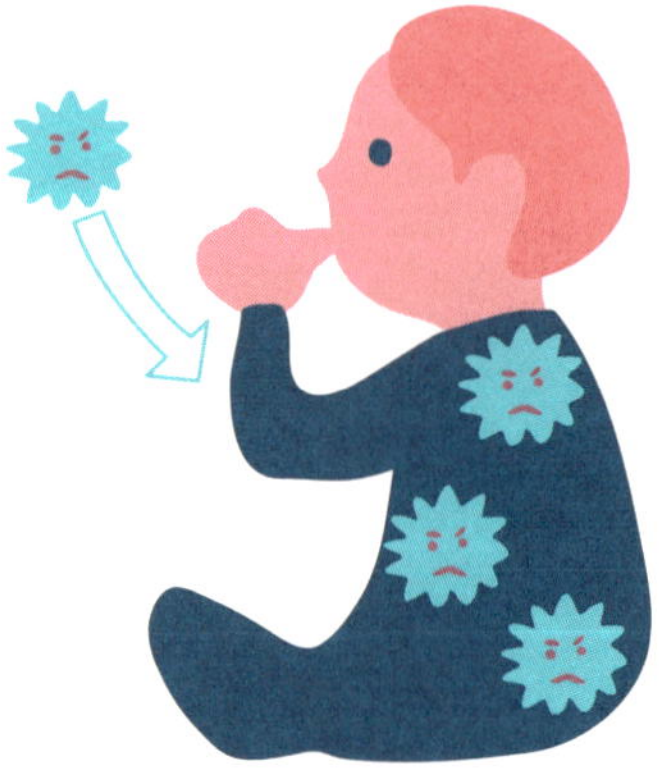

この天然痘は、軽くかかれば二度とかからないことが経験的に知られていました。そのため、

「人痘法《じんとうほう》」といって、天然痘患者の膿を健康な人の皮膚や鼻の穴などに接種し、軽く感染を起こさせようとする試みが始まりました。また、天然痘に感染した子どもの下着を健康な子どもに着させるということもあったそうです。正確な歴史は不明ですが、西暦1000年の初頭（紀元前1000年という説も）に人痘法は中央アジアのどこかで発達し、東へは中国、西へはトルコ・アフリカ、最終的にはヨーロッパへと広がったと考えられています。

イギリスへも1721年に当時のオスマン帝国（現トルコ共和国）から人痘がもたらされたとのこと。ただ、この人痘法には大きな問題がありました。それは天然痘を発症してしまうことがあることで、死亡率は10％ほどだったそうです。それでも、人痘法は行われていました。なぜなら、天然痘に自然感染した場合のリスクのほうが大きかったからです。

次に登場したのが「牛痘法《ぎゅうとうほう》」です。人の天然痘に似た症状を牛に起こす「牛痘」という病気に人間が感染すると、軽い天然痘に似た症状が起こるものの命に別状なく軽くすみ、しかも天然痘にはかからなくなることが経験的に知られていました。

このことに着目したイギリスの医師のエドワード・ジェンナーは、1796年に牛痘患者の病巣から得た液を、あらかじめ傷をつけた腕に植え付けることで、重症の天然痘を防ぐことができるという研究結果を発表したのです。当時、すんなりとは受け入れられませんでしたが、それでも研究と実証を続けた結果、広く行われるようになっていきます。牛痘を接種することで天然痘という感染症を予防できる――これが予防接種の始まりといえるでしょう。

1885年には、パスツールが狂犬病ウイルスをうさぎなどの動物にうつし続けることで毒性を弱める方法「連続継代《れんぞくけいだい》」を発見し、狂犬病ワクチンが完成。パスツールは、狂犬病にかかった犬に噛まれた9歳のジョセフ・メイステルという少年を救うために、この狂犬病ワクチンを使いました。それまでは狂犬病に感染した人間は100%亡くなっていたのですが、少年が狂犬病を発症することはなかったのです。多くの人々がワクチンの威力を確信しました。

なお、予防接種に使う薬剤をワクチン「vaccine」といいます。語源はラテン語で、牛痘のもとになった雌牛「vacca」と薬剤を表す「ine」を合わせたものです。これはジェンナーの功績をたたえて、パスツールが名付けました。

その後、細菌や細菌の出す毒素をホルマリンなどで処理して無毒化し、ワクチンとして利用する方法も開発されました。こうして連続継代やホルマリン処置などの方法によって、19〜20世紀にかけて炭疽菌（1880年）、豚コレラウイルス（1886年）、破傷風（1921年）、百日咳（1926年）、黄熱病（1935年）、インフルエンザ（1945年）、ポリオ（不活化：1955年、生：1957年）などの様々なワクチンが開発されます。

ポリオワクチンの開発資金は、アメリカの民間団体「マーチ・オブ・ダイムズ」が中心となって集めました。ダイムズ（10セント硬貨）はポリオ対策の象徴でした。その後、10セント硬貨には故ルーズベルト大統領の肖像が刻まれます。ポリオにかかったとされ、「ダイムズ」の前団体設立に尽力した彼の功績と無縁ではないでしょう。1955年に不活化ポリオワクチンの有効性が発表されると、全米各地で教会の鐘が鳴らされました。それほど嬉しいことだったのです。1952年のアメリカのポリオ患者数は5万8000人（死亡者3100人、麻痺患者2万1000人）でしたから、ポリオワクチンへの期待は相当高かったのです（※1）。

こうして20世紀半ばまでの時代には、多くの人が感染症で亡くなりました。その後、ワクチンや抗生剤の開発が進み、衛生環境が整って感染症は減っていったのです。以前は「感染症の時代は20世紀で終わった」と言う人もいました。しかし、近年、既存の方法では治療が難しい新興感染症や、抗生剤の乱用などに伴う再興感染症などの問題も出てきています。だからこそ、予防できる感染症はかかる前に予防することが大切なのです。（宮原）

# A

**一度かかると死亡や後遺症のリスクが高く、治療法のない感染症を防ぐためです。**

※1　李 啓充『週間医学界新聞』「〔連載〕続アメリカ医療の光と影」第194回－第195回
https://www.igaku-shoin.co.jp/paperDetail.do?id=PA02922_06
https://www.igaku-shoin.co.jp/paperDetail.do?id=PA02924_04

〈参考〉Stanley A. Plotkin et al. Plotkin. s Vaccines. 7th Edition, 2017, Section1, Chapter1, "A Short History of Vaccination"
茨木 保『まんが 医学の歴史』医学書院
小野 啓郎『医学がヒーローであった頃』大阪大学出版会

# Q2 日本での予防接種の始まりは？

１７９０年（寛政2年）、天然痘予防のために人痘を取り入れたのが、日本の予防接種の歴史の始まりだといわれています。第11代の徳川家斉が将軍の座についた頃のことでした。その後、１８４９年から牛痘法が始まります。当時は蘭方医学と漢方医学に分かれていて、西洋からもたらされた牛痘法は、漢方医学側から弾圧されます。各地で種痘にまつわる様々なドラマがあり、少しずつ広まっていったのです。

例えば、福井には、藩医などから妨害を受けながらも私財を投げ打って天然痘対策のために奔走した町医がいました。その町医・笠原良策《かさはらりょうさく》は、オランダ人医師がもたらした種痘を間接的にもらい受け、子どもの腕に付けさせて反応が出ると、さらに他の子どもへ付けさせるという方法で京都から福井へと運びました。当時はいい保存方法や培養方法がなかったため、子どもに付けさせてバトンのように受け継ぎながら運ぶしかなかったのです。しかも、季節が冬だったため、２ｍ以上も雪が積もった冬山を越えて帰郷しなくてはなりません。ようやく福井藩まで運んでも、藩の無理解で接種が広まらず、危うく種痘が途切れそうになりました。それでも奮闘できたのは「天然痘をなくしたい」という情熱があったからでしょう（※1）。

以降も当分の間、日本の予防接種は種痘のみでした。１８９７年に「伝染病予防法」が制定され、「コレラ」「赤痢《せきり》（疫痢《えきり》を含む）」「腸チフス」「パラチフス」「痘瘡（天然痘）」「発疹チフス」「猩紅熱《しょうこうねつ》（溶連菌）」「ジフテリア」「流行性脳脊髄膜炎（ポリオ）」「ペスト」の10種の急性伝染病の予防に関して規定されます。しかし、この法律は感染者の強制隔離などが主眼でした。

１９４２年、やっと結核を予防するＢＣＧの集団接種が開始されました。戦中・戦前で何かしらの予防接種や血清療法（病原体に感染させた動物の血液の一部である「血清」を人に注射して治療する方法）が行われていたようですが、正確な記録を確認するのは困難です。

第二次世界大戦が終わった１９４５年の日本は、国力が疲弊し、栄養状態も衛生環境も悪く、感染症対策も不十分な状態でした。戦争中から結核の死亡率は急上昇し、終戦前年の１９４４年の死亡率は10万人あたり２４１人（推定）。２０１６年の結核死亡率は10万人あたり１・５人ですから、当時の悲惨さがうかがえます。そこへ各地から復員兵などが戻ってきたため、発疹チフス、天然痘、コレラなどが流行しました。

そのため、ＧＨＱが効率のいい予防接種政策を推し進めることになったのです。当時の予防接種は集団接種が中心で非常に強権的でしたが、国民には受け入れられました。

１９４８年には「予防接種法」が成立。この法律には罰則規定もあり、やはり今の時代から見ると非常に強権的で集団的でした。対象になったワクチンは、「痘そう（天然痘）」「ジフテリア」「腸チフス」「パラチフス」「百日せき」「結核」（以上義務接種）、「発疹チフス」「ペスト」

「コレラ」「猩紅熱」「インフルエンザ」「ワイル病」などでした。1951年には「結核予防法」の改正に伴い、BCGは結核予防法の規定によって行われることになりました。1958年には、「猩紅熱」が削除され、61年には「ポリオ」が追加されています。

その頃、アメリカでは、1955年に完成した不活化ポリオワクチンのおかげで、ポリオの発症者数は激減していました。日本でもポリオが流行していましたが、独自ワクチンの生産にこだわっていたためにワクチン導入が進まず、多数の死亡者と麻痺患者を出します。1960年には、北海道を中心にポリオの大流行が起こり、5600人を超える患者が発生。ポリオワクチンが十分に行き届かないままなら、翌年も流行し続けることは確実でした。

そこで、ポリオワクチンを求める草の根運動が始まります。NHKでは記者の上田哲氏が中心となって厚生省（当時）と協力し、毎日のポリオ患者の発生状況を日報として報道するようになったのです（※2）。この運動などを受け、1961年に当時の厚生大臣・古井喜実氏が「責任はすべて私にある」との大臣談話を出し、ソビエト連邦（現ロシア）やカナダから生ポリオワクチンの緊急輸入に踏み切りました。その結果、約1300万人の小児に生ポリオワクチンの一斉投与が行われ、3年後には感染者数が100人を下まわるようになったのです。

1977年には予防接種法が改訂され、「腸チフス」「パラチフス」「発疹チフス」「ペスト」などが除外され、「風疹」「麻疹」「日本脳炎」が追加されています。1994年の改定では、「義務接種」から「努力義務」になりました。「痘そう」「コレラ」「インフルエンザ」「ワイル病」

が対象疾病から削除され、「破傷風」が追加されています。

２００７年には「ヒブワクチン」、２０１０年には「小児肺炎球菌ワクチン」の任意接種が始まり、２０１２年には麻痺を起こさない「不活化ポリオワクチン（ＩＰＶ）」が日本でも認可されました。２０１３年には「子宮頸がんワクチン（ＨＰＶワクチン）」とヒブワクチン・小児肺炎球菌ワクチンが定期接種化。ただし、子宮頸がんワクチンに関しては、わずか2か月後に「積極的な接種勧奨の差し控え」が出ています。

日本でも、戦後の混乱期から公衆衛生の向上とワクチンの接種によって病気を減らそうとしてきましたが、現在も様々な問題を抱えているのです。（宮原）

## A　天然痘を防ぐための「種痘」が外国からもたらされたのが始まりです。

※1　吉村 昭『雪の花』新潮文庫
※2　上田 哲『根絶：世界初のポリオ発生ゼロを実現したロマン・ドキュメント』社会思想社
〈参考〉岡部 信彦ら『予防接種の手びき〈２０１８-19年度版〉』近代出版
齋藤 昭彦『過去・現在・未来で読み解く，日本の予防接種制度』医学書院
http://www.igaku-shoin.co.jp/paperDetail.do?id=PA03058_02

## 日本の予防接種の歴史

2019年8月現在

| | | | |
|---|---|---|---|
| 1849年 | 嘉永2年 | 種痘の接種開始 | |
| 1897年 | 明治30年 | 伝染病予防法の制定（対象疾患8種類） | |
| 1910年 | 明治43年 | 種痘法の制定 | |
| 1942年 | 昭和17年 | BCGの集団接種開始（国民学校卒業後就職する児童が対象） | |
| 1948年 | 昭和23年 | 予防接種法の制定（対象疾患12種類） | |
| 1951年 | 昭和26年 | 結核予防法の制定 | |
| 1954年 | 昭和29年 | 日本脳炎ワクチンの勧奨接種 | |
| 1958年 | 昭和33年 | 百日咳・ジフテリア混合ワクチン（DP）の開始 | |
| 1960年 | 昭和35年 | ポリオ不活化ワクチンの勧奨接種 | |
| 1961年 | 昭和36年 | ポリオ生ワクチンの緊急輸入と全国一斉接種 | |
| 1962年 | 昭和37年 | インフルエンザワクチン集団接種の開始 | |
| 1964年 | 昭和39年 | ポリオ生ワクチンの定期接種の開始 | |
| 1965年 | 昭和40年 | 高度精製日本脳炎ワクチンの開始 | |
| 1966年 | 昭和41年 | 麻疹ワクチン（不活化・生ワクチン併用）の開始 | |
| 1968年 | 昭和43年 | DPTワクチン定期接種の開始 | |
| 1969年 | 昭和44年 | 麻疹ワクチンが弱毒生ワクチン単独接種に変更される | |
| 1975年 | 昭和50年 | DPTワクチンの接種の一時中止（3か月後に再開するも接種率は激減） | |
| 1976年 | 昭和51年 | 健康被害救済制度が制定される | |
| 1977年 | 昭和52年 | 風疹ワクチンの定期接種の開始（中学生女子のみ） | |
| 1978年 | 昭和53年 | 麻疹ワクチンの定期接種の開始（個別接種） | |
| 1980年 | 昭和55年 | 種痘ワクチンの定期接種の廃止（WHOが同年5月に天然痘根絶宣言） | |
| 1981年 | 昭和56年 | おたふく風邪の生ワクチン（任意接種）開始<br>無細胞型DPTワクチン（DaPT）への変更 | |
| 1986年 | 昭和61年 | B型肝炎母子感染防止事業の開始 | |
| 1989年 | 平成1年 | MMRワクチンの導入 | 平成のワクチン冬の時代 |
| 1993年 | 平成5年 | MMRワクチン導入の中止 | |
| 1994年 | 平成6年 | 予防接種法の改正（定期接種8種類）<br>社会防衛から個人防衛へ、義務から勧奨へ、行政責任の縮小<br>インフルエンザワクチン集団接種が中止<br>小樽種痘禍事件判決（札幌高裁） | |
| 1998年 | 平成10年 | 感染症新法作成（伝染病予防法などを統合） | |
| 2001年 | 平成13年 | 予防接種法の改正（定期接種8種類）<br>対象疾患を一類と二類（高齢者インフルエンザ）に分ける | 信頼回復の積み重ね |
| 2002年 | 平成14年 | 小中学校のツベルクリン反応およびBCG再接種廃止 | |
| 2005年 | 平成17年 | 日本脳炎ワクチン積極的接種推奨の中止（2011年に再開）<br>MRワクチンによる麻疹・風疹ワクチンの2回接種開始 | |
| 2008年 | 平成20年 | MRワクチンの3期・4期接種開始（2012年まで） | |
| 2011年 | 平成23年 | ヒブ、小児肺炎球菌ワクチンの接種一時中止（すぐに再開） | ワクチンギャップ解消に向けて |
| 2012年 | 平成24年 | 生ポリオワクチンから麻痺が起こらない不活化ポリオワクチンへ変更 | |
| 2013年 | 平成25年 | 予防接種法の改正（定期接種12種類）<br>ヒブ、小児肺炎球菌ワクチン、「子宮頸がんワクチン」の定期接種の開始<br>「子宮頸がんワクチン」の積極的接種推奨の中止<br>成人男性を中心に風疹流行。先天性風疹症候群の子どもが増える | |
| 2014年 | 平成26年 | 定期接種に水痘、高齢者の肺炎球菌感染症を追加<br>前々年・前年を含め45例の先天性風疹症候群の報告あり | |
| 2015年 | 平成27年 | WHO西太平洋事務局が日本を麻疹排除国と認定 | |
| 2016年 | 平成28年 | B型肝炎の定期接種の開始 | |
| 2018年 | 平成30年 | 再び風疹が流行し、翌年都内でも先天性風疹症候群が報告される<br>MMRワクチンで自閉症になるという映画「MMRワクチン告発（原題Vaxxed）」が日本での上映中止となる | 令和へ残してはいけなかった「宿題」 |
| 2019年 | 平成31年 | 3月からMR5期（成人男性）開始（2021年まで） | |
| 2019年 | 令和1年 | 「子宮頸がんワクチン」は未だに積極的勧奨の差し控えが継続中<br>先天性風疹症候群3例目の報告あり | |

注　1939～1945年：第二次世界大戦
2001年：厚生省と労働省が統合して厚生労働省に改称

# Q3 予防接種を進めるうえで問題はなかったの？

予防接種の最大の問題は、副反応でしょう。そもそもワクチンのコンセプトは、「弱い病気を起こさせて抗体をつけ、それに似た恐ろしい病気を予防する」というもの。感染症予防には有効で、副反応はゼロというワクチンはあり得ません。特に予防接種が始まったばかりの頃は、十分に安全性が高まっておらず、副反応が多かったのは事実です。

戦後の日本での予防接種による副反応の歴史は、2010年に出版された手塚洋輔氏の『戦後行政の構造とディレンマー予防接種行政の変遷』に詳しいので、そちらを参考にしてみます（※1）。この本では、戦後の予防接種の歴史を以下の3つの時期に分けて解説しています。

## ①占領期から1950年

戦後まもなくの日本は、前述の通り公衆衛生が非常に劣悪だったため、GHQが作った予防接種政策は非常に強権的でしたが、副反応はあまり注目されていませんでした。実際、1948年に起こった京都・島根ジフテリア予防接種事故は84人の死亡者が出ましたが、関係者が刑事的な責任を問われることはありませんでした。

## ②1950年から1967年

この頃になると衛生環境の改善や予防接種によって、感染症もかなり減ってきました。その分、副反応が相対的に目立つようになりました。天然痘自体が減り、ワクチンの副反応である脳炎（10～50万人に1人）などに注目が集まるようになったのです。

それでも当時は、副反応は避けられないものと考えられていました。行政の責任は、ワクチン自体の改善よりも被害者救済に向けられ、公的負担による被害者救済制度が始まります。これは被害者に届けられた厚生大臣の「お悔やみのことば」にも表れています。

> お悔やみのことば
> ○○殿には予防接種を受けたことにより不幸にも昭和○年○月○日死去されましたこれは社会防衛のための尊い犠牲であり誠にお気の毒にたえません
> ここに衷心より哀悼の意を表します
> 昭和○年○月○日
> 厚生大臣　○○○○

## ③1967年から2010年

副反応は避けられないものではなく、回避すべきものと再定義された時期です。

予防接種に関する裁判で、国側の敗訴が相次ぎました。ワクチンを接種した医師の「事実上の過失」ではなく、厚生大臣の「施策上の過失」を認定することで、ほぼ全員を救済する判決が下されたのです。つまり、予防接種の実施主体が国ならば、裁判に勝てるようになりました。

判決では、重大な副作用が起こったのは接種すべきでない子が接種されたからだという、予診・問診の不備が問われました（小樽種痘禍事件）。つまり、「予診や問診をしっかりしていれば、予防接種事故は避けられた」という理屈です。しかし、ワクチンが「弱い病気を起こさせて抗体をつけ、それに似た恐ろしい病気を予防する材料」である以上、問診をすれば副反応をゼロにできるという考えには無理があります。いずれにせよ、予防接種にまつわる裁判で敗訴することが続いたためか、国は予防接種行政に後ろ向きになっていきました。

さらに1993年に日本で接種中止となった「MMRワクチン」の副反応が、その後の予防接種行政に影を落とした原因の一つだと私は思っています。「MMRワクチン」とは、おたふく風邪（Mumps）、麻疹(Measles)、風疹（Rubella）の混合ワクチンで、世界でも広く接種されているワクチンです。

この接種中止になったMMRワクチンは日本独自のもので、副反応が多く報告されました。最終的な報告によると、おたふく風邪ワクチンの株が原因で、少なくとも800人に1人が脳炎を起こし、中には命を落とす人もいたとのことです。おたふく風邪ワクチンの株の副反応が多くなったのは、一部の製造会社が免疫の付きをよくするために、厚生省（当時）の承認を得た培養法とは違う方法で製造したからだといわれています。海外からのデータによって、日本製MMRワクチンに脳炎などの副反応が多いことがわかっていたにもかかわらず、厚生省は4年も接種を中止しなかったのです。製造会社と厚生省の対応の遅れ、その後の一連のMMRワクチンについての報道は、予防接種への不信感を高めるものでした。

その後、日本の予防接種行政ははっきりと後ろ向きになります。1994年に予防接種法は大幅に改正され、「集団接種・義務接種」から「個別接種・努力義務」へと抜本的に変わりました。強制性をなくしたというのは時代の流れに沿ったものだと思いますが、行政の責任範囲は縮小し、日本では新しいワクチンが開発されにくくなっていきます。

こうして日本の予防接種は、他国に大幅に遅れをとるようになりました。いわゆる「ワクチンギャップ」です。特に有名なのはヒブ、肺炎球菌、麻疹、風疹、おたふく風邪のワクチンです。海外では早くからヒブワクチンや小児肺炎球菌ワクチンの接種が始まり、細菌性髄膜炎や急性喉頭蓋炎で命を落とす子どもが激減しました。ヒブワクチンは、アメリカでは1987年に認可されて1990年には定期接種化されましたが、日本では10年以上後の2007年に認可され、定期接種化されたのは2013年です。

また、海外では麻疹や風疹もワクチンを2回接種することで流行が抑えられ、さらに混合ワクチンであるMMRワクチンの導入で効率のいい接種スケジュールが立てられるようになりました。ところが日本では、定期接種はMRワクチン（麻疹・風疹の混合ワクチン）のみで、おたふく風邪ワクチンは任意接種のまま、しかも同時接種はなかなか進まないという状況です。21世紀になっても麻疹や風疹は流行し、「日本は麻疹の輸出国」などともいわれました。

こうして現在に至るまでには様々な社会的背景もあり、紆余曲折がありました。予防接種導入当時は、粗雑なワクチンもあったのは確かです。以降も、副反応の問題がありました。しかし、現在ではワクチンの成分はかなり精製されて不純物はほとんどありません。しかし、世界中で普通に使われているMMRワクチンが日本では使われていないなど、かつてのワクチンへの不信感が影を落としているように思えます。（宮原）

A

**現在に至るまでには、副反応はもちろん、行政の対応の遅れなどの問題もありました。**

※1　手塚 洋輔『戦後行政の構造とディレンマ―予防接種行政の変遷』藤原書店
〈参考〉岩田 健太郎『ワクチンは怖くない』光文社新書

# Q4 学校で集団接種をしなくなったのはなぜ？

予防接種法は集団接種を前提にしていて、昔は学校や公民館を中心に行われていました。現在でもＢＣＧなどを集団接種している自治体もありますが、予防接種が「義務接種」から「努力義務」になったこともあり、今では個別に医療機関で接種するのが主流です。比較的長く集団接種が続いたのは、生ポリオワクチンやＢＣＧ、何よりインフルエンザワクチンでしょう。

日本では、１９６２〜１９９４年まで、主に学校で小中学生にインフルエンザワクチンの集団接種が行われていました。流行が増幅されやすい学校で集団接種を行えば、インフルエンザの流行が抑えられるだろうという「学童防波堤論」に基づいての施策です。かく言う私も、学校でインフルエンザの集団接種を受けていた一人でした。保護者にしてみれば、わざわざ小児科を受診しなくてもいいというメリットもあったのです。

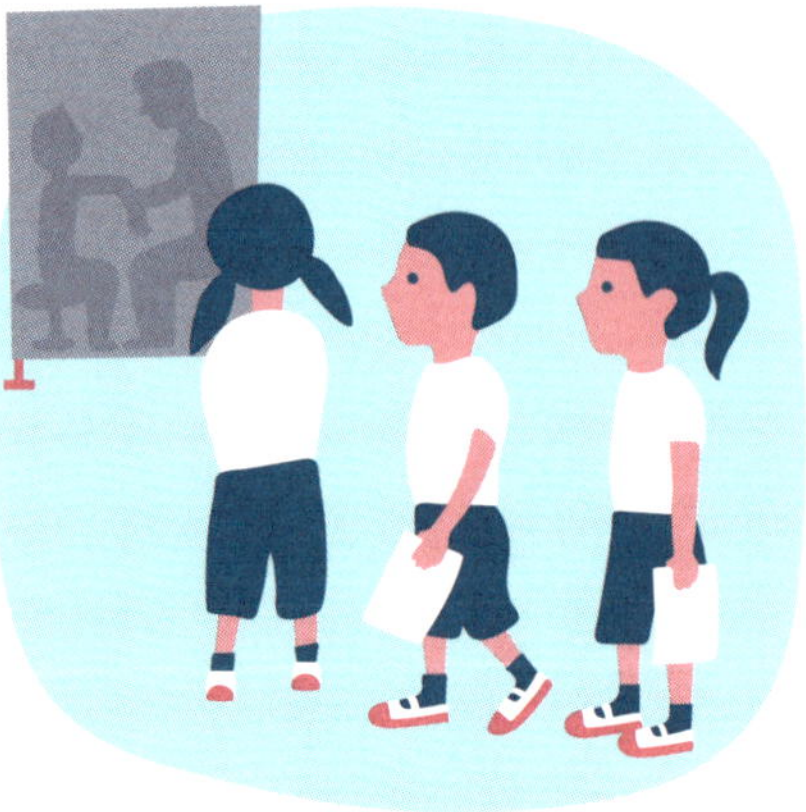

ところが、インフルエンザの流行は続いたため、前橋市では1979年から集団接種を中止し、医師会が中心となって調査を行いました。その結果、1987年にインフルエンザワクチンには効果がないとする報告書「前橋レポート」が発表され、当時はメディアで大きく取り上げられました(※1)。これがインフルエンザの集団接種が行われなくなった理由の一つでしょう。

この前橋レポートでは、ワクチン接種者数の多い市と少ない市でインフルエンザにかかる率が変わらないことから、インフルエンザワクチンには効果がないとされました。しかし、次ページの実際の数字を見てみると、非接種群・一回接種群・二回接種群を比べたら、インフルエンザワクチン接種群でのインフルエンザ罹患率が低いことがわかります。

そもそも、調査時のインフルエンザの罹患率が20～50%であることに疑問を感じた人もいるでしょう。インフルエンザの罹患率は平均10%前後で、前橋レポートの調査が行われた年の罹患率が特に高かったわけではありません。どうしてここまで違うのかというと、この論文ではインフルエンザ罹患者を次のように定義しているからだと思われます。

①37℃以上の発熱があって、連続2日以上欠席した者
②発熱は不明であるが、連続3日以上欠席した者

1980年代は、まだインフルエンザ迅速検査キットがなかった時代ですから仕方がないかもしれませんが、これではインフルエンザ以外の風邪・中耳炎・胃腸炎などの病気でも、不登校などでも「インフルエンザ罹患者」として捉えられてしまいます。その他にも前橋レポート

### 1984年度・小学生のインフルエンザ罹患状況

| 市名 | | 対象者総数 | 非接種群 | 一回接種群 | 二回接種群 |
|---|---|---|---|---|---|
| 前橋市 | 対象者数(割合 %) | 25,122 | 25,101 (99.9) | 18 (0.1) | 3 |
| | 罹患者数 | 10,743 | 10,738 | 5 | 0 |
| | 罹患率(%) | 42.8 | 42.8 | 27.8 | 0.0 |
| 安中市 | 対象者数(割合 %) | 4,021 | 4,021 (100.0) | 0 (0.0) | 0 |
| | 罹患者数 | 1,832 | 1,832 | 0 | 0 |
| | 罹患率(%) | 45.6 | 45.6 | | |
| 高崎市 | 対象者数(割合 %) | 22,119 | 1,887 (8.5) | 1,291 (5.8) | 18,941 (85.6) |
| | 罹患者数 | 8,865 | 1,017 | 592 | 7,254 |
| | 罹患率(%) | 40.1 | 53.9 | 45.9 | 38.3 |
| 桐生市 | 対象者数(割合 %) | 12,374 | 2,751 (22.2) | 2,318 (18.7) | 7,305 (59.0) |
| | 罹患者数 | 5,324 | 1,425 | 1,039 | 2,860 |
| | 罹患率(%) | 43.0 | 51.8 | 44.8 | 39.2 |
| 伊勢崎市 | 対象者数(割合 %) | 10,843 | 2,603 (24.0) | 1,836 (16.9) | 6,395 (59.0) |
| | 罹患者数 | 5,628 | 1,520 | 967 | 3,141 |
| | 罹患率(%) | 51.9 | 58.4 | 52.7 | 49.1 |

### 1985年度・小学生のインフルエンザ罹患状況

| 市名 | | 対象者総数 | 非接種群 | 一回接種群 | 二回接種群 |
|---|---|---|---|---|---|
| 前橋市 | 対象者数(割合 %) | 24,266 | 24,249 (99.9) | 10 (0.0) | 7 (0.0) |
| | 罹患者数 | 6,714 | 6,709 | 5 | 0 |
| | 罹患率(%) | 27.7 | 27.7 | 50.0 | 0 |
| 安中市 | 対象者数(割合 %) | 4,071 | 4,056 (99.6) | 11 (0.3) | 4 (0.1) |
| | 罹患者数 | 903 | 899 | 3 | 1 |
| | 罹患率(%) | 22.2 | 22.2 | 27.3 | 25.0 |
| 高崎市 | 対象者数(割合 %) | 21,381 | 2,063 (9.6) | 2,106 (9.8) | 17,212 (80.5) |
| | 罹患者数 | 4,481 | 637 | 640 | 3,204 |
| | 罹患率(%) | 21.0 | 30.9 | 30.4 | 18.6 |
| 桐生市 | 対象者数(割合 %) | 11,657 | 2,628 (22.5) | 3,470 (29.8) | 5,559 (47.7) |
| | 罹患者数 | 2,933 | 846 | 817 | 1,270 |
| | 罹患率(%) | 25.2 | 32.2 | 23.5 | 22.8 |
| 伊勢崎市 | 対象者数(割合 %) | 10,649 | 3,011 (28.3) | 2,202 (20.7) | 5,436 (51.0) |
| | 罹患者数 | 3,099 | 1,081 | 763 | 1,255 |
| | 罹患率(%) | 29.1 | 35.9 | 34.7 | 23.1 |

※1より一部改変して引用

には論文としての不備が多々あり、今の時代なら認められないでしょう。

1949〜1998年の日米でインフルエンザワクチン接種数と超過死亡率（インフルエンザのために総死亡数がどの程度増加したか）を比較した研究があります（※2）。

この研究によると、日本でもアメリカでもインフルエンザワクチンを接種する人が増えると、肺炎やインフルエンザなどによる「超過死亡」が減ることがわかりました。実際の死因は様々でも、インフルエンザが関与していることが多かったのです。

次ページのグラフで日本の死亡率をよく見ると、1949年から集団接種が行われるようになるまではアメリカより高かったものの、学童への集団接種を行っていた1962〜1987年はアメリカと同程度に低下し、集団接種が激減した1987年以降に再び上昇しています。

つまり、子どもに対してインフルエンザワクチンの集団接種を行うと、その子ども自身がインフルエンザにかかりにくくなるだけでなく、もっともインフルエンザで亡くなりやすい高齢者や病気などのリスクがある人の超過死亡も減るのです。もちろん、学童の妹や弟である乳児、幼児のインフルエンザ感染も抑えていたでしょう。

「学童防波堤論」については、よく「子どもを犠牲にして社会を守るという考え方がおかしい」とか「そもそもインフルエンザワクチンは効かない」などと言われていましたが、これらのデータからは、インフルエンザにかかりやすい子どもにワクチンを集団接種することで、接種した子どものみならず社会全体（子どもも大人も）を守る効果があるといえます。これを「集団

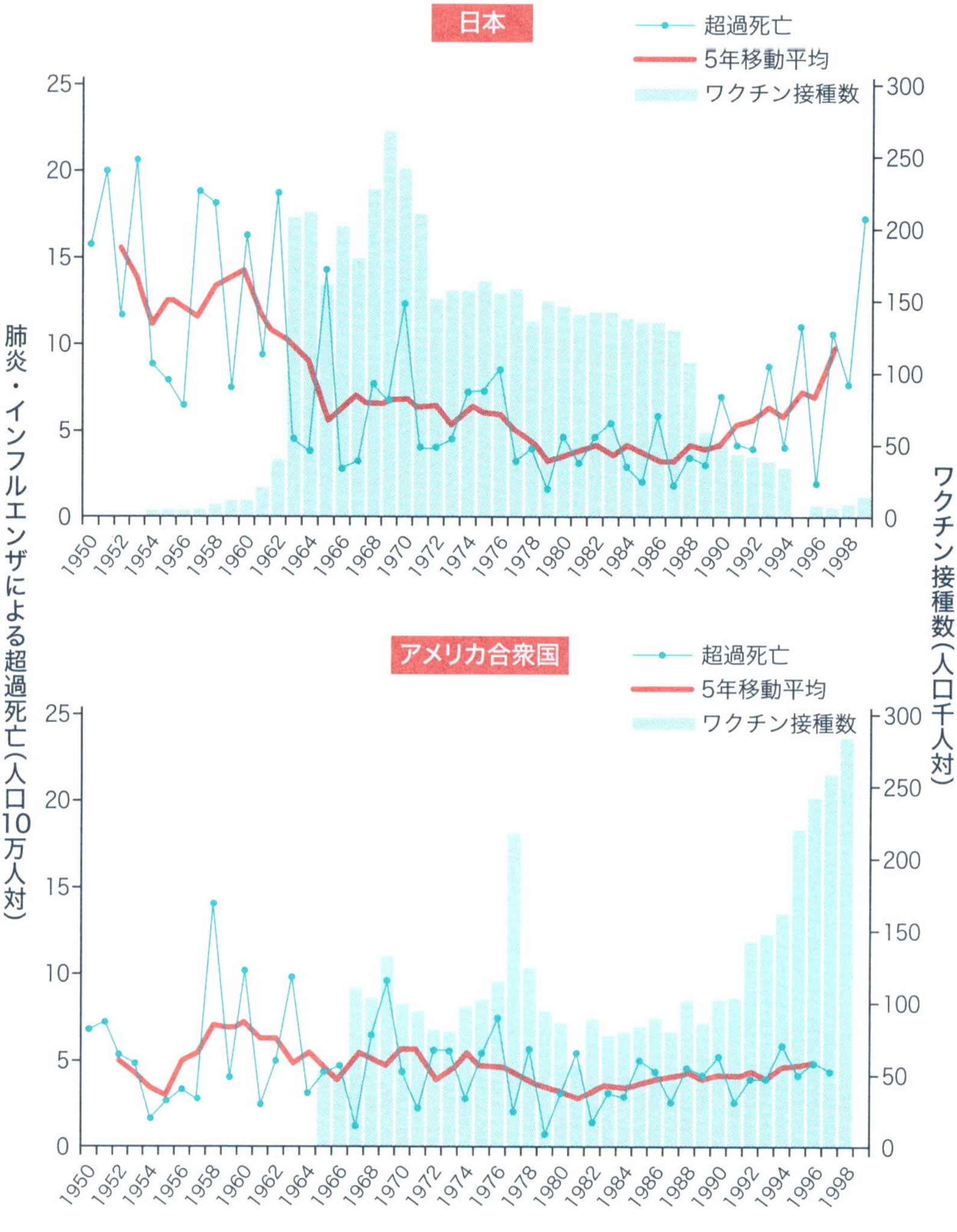


※２より一部改変して引用

＊５年移動平均とは、該当する年度と前後２つ分（５年分）を足して５で割った数値です。

免疫（群れ免疫）」といいます。

さて、メリットがあるとわかったインフルエンザワクチンの集団接種ですが、再開するべきでしょうか？　個人的には、なるべく多くの人にワクチンの意義を理解したうえで接種していただきたいので、集団接種に無条件に賛同することはできません。

しかし、確かに集団接種をすれば接種率は上がるし、接種する側の手間も省けます。渋谷区では、保護者が希望した場合、高校受験を控えた中学3年生に学校でインフルエンザワクチンを接種する動きがあります。今後はすべての児童生徒に接種機会を提供する予定だそうです（※3）。強制でなければ、集団接種できる体制があってもいいかもしれません。（宮原）

## A 「前橋レポート」による誤解もありましたが、予防接種法や時代が変わったからでしょう。

※1　前橋市インフルエンザ研究班『ワクチン非接種地域におけるインフルエンザ流行』トヨタ財団助成研究報告書．1987．
※2　T.A. Reichert et. al. N Engl J Med March 22, 2001 Vol. 344 No.12, p. 889-896
※3　鈴木けんぽう「【一歩前進！】学校でインフルエンザ予防接種を～受験生支援～」http://www.s-kenpo.jp/archives/2577

# Q5 予防接種で根絶できた感染症はある？

予防接種によって根絶した感染症は、現時点では天然痘だけです。1977年に最後の患者が出て、1980年5月8日にWHOが天然痘の根絶宣言を行いました。天然痘を根絶できた理由は、次のようなウイルス自体の特性と、ワクチン接種率が高かったことが挙げられます。

①感染源はヒトのみ（他の動物に感染して広がることがない）
②不顕性感染（目に見える症状はないが感染源になる）がない
③発症までのウイルス産生がない（発症する前に感染源にならない）
④有効なワクチンがあった
⑤ワクチンの接種率が比較的高かった

ワクチンによって根絶が可能な他の感染症としては、ポリオと麻疹などが考えられています。しかし、なかなか難しいです。WHOは1988年の総会で、2000年を目途にポリオを根絶するという決議を採択しました。実際、1988年には約35万人いたポリオ患者は、2016年には報告数が37人まで激減したのです。ところが、2019年現在、未だにポリオは根絶されていません。その大きな原因は、貧困と政情不安、それにワクチンへの不信感でしょう。

例えば、パキスタンはポリオが根絶できていない国の一つです。以前、アメリカのCIAがアルカイダの指導者オサマ・ビンラディン容疑者の身元を確認するため、ポリオワクチン接種を装って家族などのDNAを採取したことが発覚し、パキスタンで予防接種に対する不信感が生まれました。実際にポリオの予防接種をしていた医療従事者が襲撃され、死亡者まで出ています。現在では、CIAもスパイ活動に予防接種を利用しない旨を発表しています（※1）。

麻疹もワクチンによって根絶が期待できる病気ですが、予防接種率を95％まで上げる必要があります。局所的にワクチン接種率が低い地域があると、そこから麻疹が広がります。近年、世界中でワクチン接種率が下がりつつあり、麻疹が再興しつつあるのは残念なことです（※2）。ポリオや麻疹が根絶されるように願っています。（宮原）

## A

**今のところは天然痘のみですが、ポリオと麻疹も根絶できるかもしれません。**

※1　Lena H. Sun.〝CIA: No more vaccination campaigns in spy operations〟. The Washington Post. https://www.washingtonpost.com/world/national-security/cia-no-more-vaccination-campaigns-in-spy-operations/2014/05/19/406c4f3e-df88-11e3-8dcc-d6b7fede081a_story.html

※2　ジェイムズ・ギャラガー『「はしか」が世界で大流行、1～3月の感染者は昨年の3倍　WHO』BBC NEWS JAPAN. https://www.bbc.com/japanese/47943825

## ワクチンの接種は「義務」ではない？

予防接種法の第9条には、「定期の予防接種であってＡ類疾病に係るもの又は臨時の予防接種（同条第三項に係るものを除く。）を受けるよう努めなければならない」とあります。

つまり、確かに接種しようと努力する義務はあっても、接種自体の義務はありません。予防接種をするかどうかを最終的に決めるのは、お子さん本人か保護者です。

でも、感染症にかかったら、お子さん自身がつらいし、後遺症が残ったり、命を落としたりするリスクがあります。保護者も看病や心配で疲れるだけでなく、自身も感染するかもしれません。感染症の種類によっては病児保育やシッターサービスも断られるので、仕事を休まなくてはならないでしょう。それでも、自分の子どもについては保護者である自分が責任を持つからいいと思う人もいるかもしれませんね。

ただ、感染症は周囲の人にもうつしてしまう危険性があります。よその子どもを含む他人に病気をうつすのがよくないことは、誰もが理解できることではないでしょうか。予防接種開始前の赤ちゃん、予防接種をしても十分な抗体がつかない人、免疫抑制剤などを服用していて予防接種をできない人に重い感染症をうつしたら、責任がとれるでしょうか。

だから「なんとなく怖い」という感覚で予防接種を受けるかどうかを決めてはいけません。わかりづらくて面倒でも感染症について知って、ワクチンの説明を読みましょう。

ワクチンの接種は義務ではなく、むしろ子どもが元気に生きていくための権利なのです。（森戸）

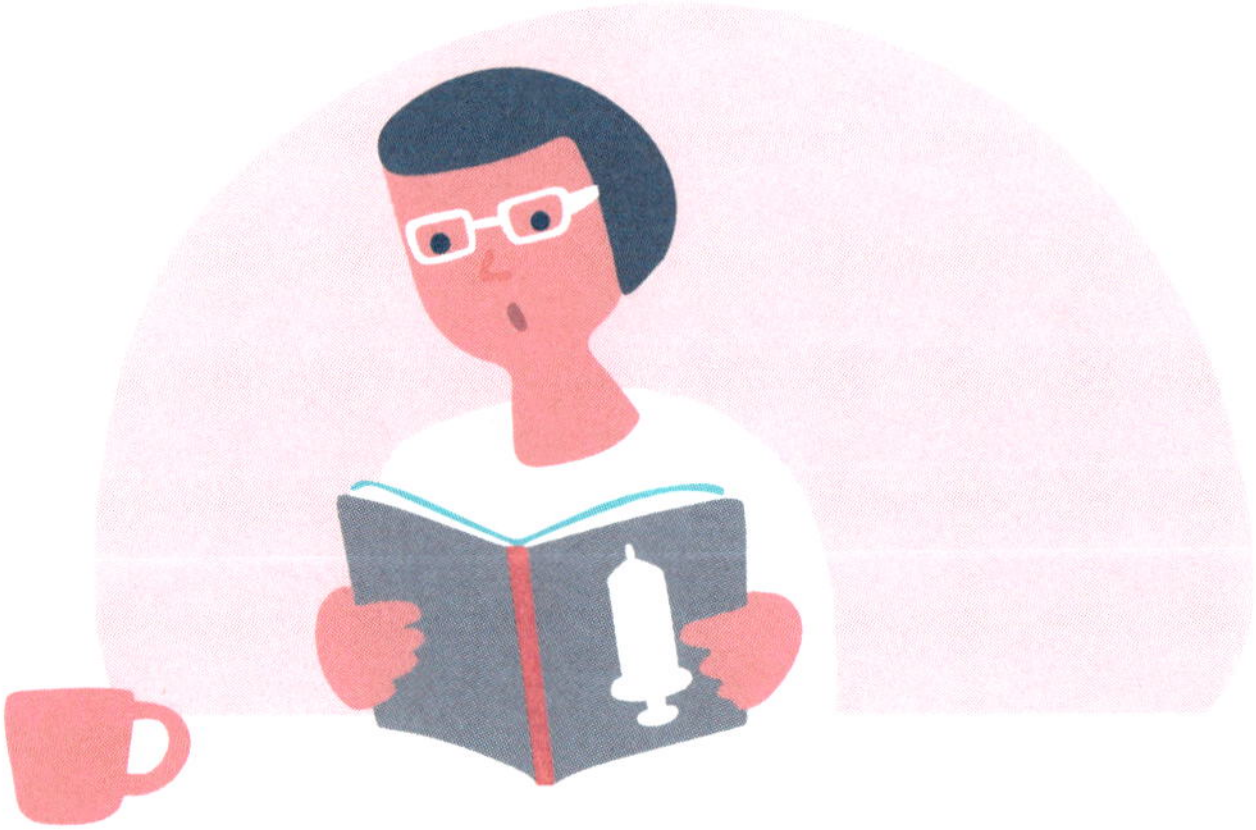

# 第2章
# ワクチンの種類と成分と仕組み

# Q1 ワクチンには、どんな種類がある？

現在、日本で承認されているワクチンは20種類。細菌やウイルスなどの病原微生物の病原性を可能な限り弱めた「生ワクチン」、病原微生物を殺菌したり不活化したりして感染能力をなくした「不活化ワクチン」、細菌が作るトキシン（毒素）の毒性をなくして作られた「トキソイドワクチン」に分けられ、それぞれ何種類の血清型に対応しているかで「1価」や「5価」などがあります。

〈生ワクチン〉

病原微生物（細菌、ウイルス）を弱毒化した（病原性を可能な限りなくした）ものを材料に作られています。

| | | | |
|---|---|---|---|
| ワクチン | 生ワクチン | ウイルス | ・麻疹風疹混合（MR）・麻疹・風疹<br>・おたふくかぜ・水痘・黄熱<br>・ロタウイルス（1価・5価）<br>・生ポリオ |
| | | 細菌 | ・BCG |
| | 不活化ワクチン | ウイルス | ・日本脳炎・インフルエンザ<br>・狂犬病・B型肝炎・A型肝炎<br>・ヒトパピローマウイルス（2価・4価）・不活化ポリオ |
| | | 細菌 | ・DPT3種混合（ジフテリア・百日咳・破傷風）<br>・肺炎球菌（23価多糖体・7価結合型）<br>・インフルエンザ菌b型（Hib） |
| | | ウイルス・細菌 | ・DPT-IPV4種混合（ジフテリア・百日咳・破傷風・ポリオ） |
| | トキソイド | 毒素 | ・ジフテリア・破傷風<br>・DT2種混合（ジフテリア・破傷風） |

生ワクチンのメリットは、その病気にかかった場合と同じくらい強い抗体が付くことだといえます。一方で、デメリットは、本物の感染と似た状態を起こすため、接種1～3週間後にその病気にかかったときと同じような症状がごくまれに出てくることがあること（おたふく風邪ウイルスに自然感染した場合に無菌性髄膜炎が起こる頻度は3～10％、ワクチンなら0・1％以下）、免疫の病気がある人や抗がん剤治療をした人が受けられないことがあるなどです。ロタウイルスワクチンは経口接種、BCGは経皮接種、他は皮下注射です。

〈不活化ワクチン〉

病原微生物の感染する能力をなくしたものを原材料として作られます。不活化ワクチンのメリットは、生ワクチンと違って、その病気にかかった場合のような症状が出ないこと。一方で、細菌やウイルスを殺菌したり不活化したりしたものを使いますから、自然感染や生ワクチンを接種した場合よりも抗体は上がりにくく、一度上がった抗体価がまた下がってくるので、追加接種が必要になる場合もあることがデメリットです。B型肝炎ワクチンの一部、ヒトパピローマウイルス（HPV）ワクチン、髄膜炎菌ワクチンは筋肉注射、他は皮下注射をします。

〈トキソイドワクチン〉

細菌が作るトキシン（毒素）の毒性をなくして作られたワクチンで、細菌そのものは入っていません。不活化ワクチンと同じく、その病気にかかった場合のような症状は出ないところがメリットですが、複数回受けないと十分に抗体が上がらないところがデメリット。皮下注射です。

ここまで読むと、「すべて生ワクチンにしたらいいのでは」と思う方もいるかもしれません。

確かに、例えば「MRワクチン（麻疹風疹混合ワクチン）」は生ワクチンでとても効果が高く、2回接種すれば、ほぼ100％免疫が付きます。でも、種類によっては、例えば生ポリオワクチンのように確率は200万〜300万人に1人と低いものの、健康な人がポリオを発症し、体に麻痺が残る（小児麻痺）ものもあり、それでは問題です。だから、ポリオは不活化ワクチンが開発されて普及しました。

一方、MRワクチンや水痘ワクチンは現在も生

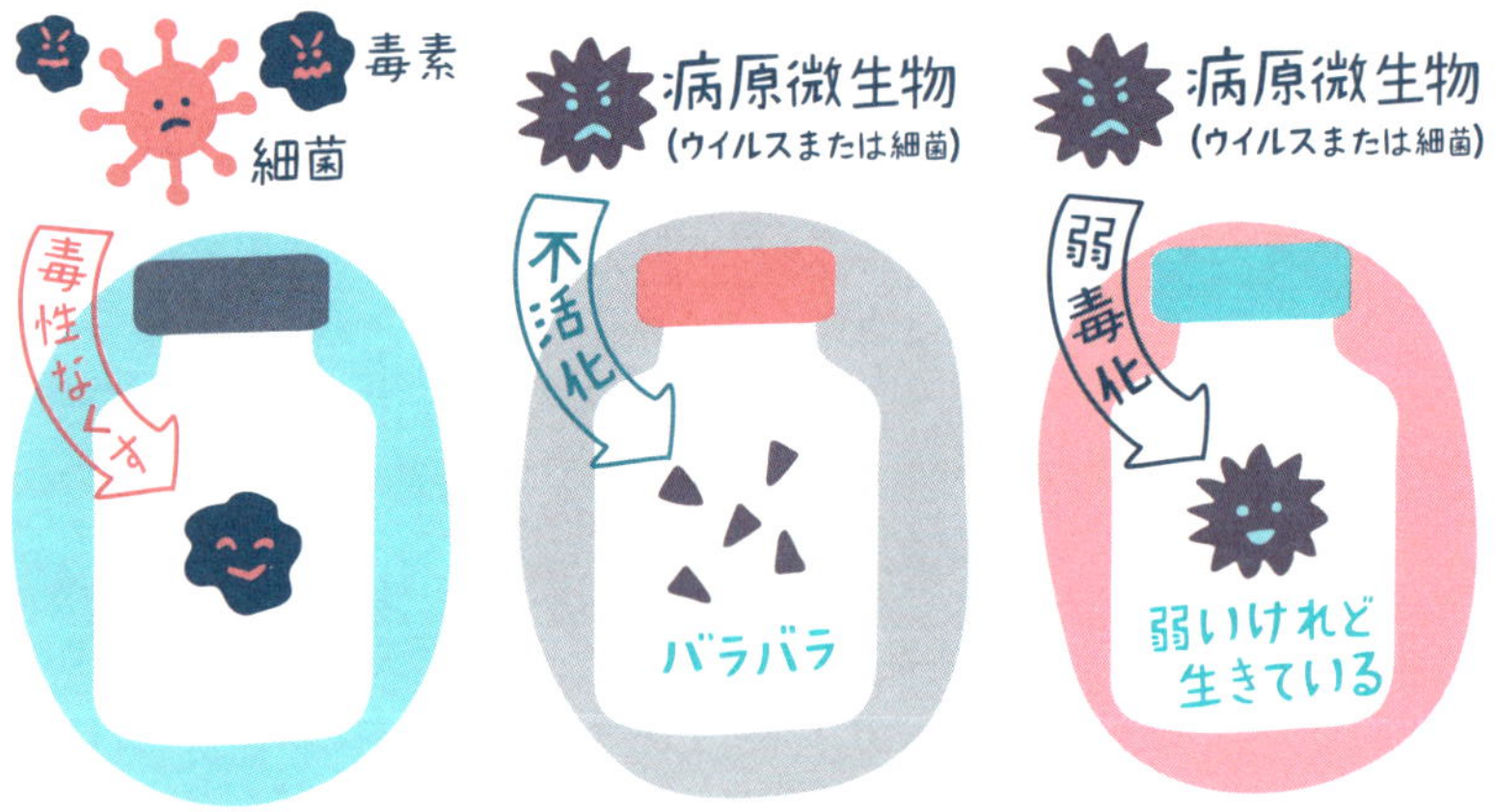

トキソイドワクチン　不活化ワクチン　生ワクチン

ワクチンですが、予防接種後に後遺症が残るなどの重度の副反応はあまりなく、他の人にうつったという事例も報告されていません。ロタウイルスワクチンも、経口接種後に重篤なロタウイルス感染症になったり、便から排出されるウイルスによって感染が広がったりする心配はほとんどありません。

では、すべて不活化ワクチンにするのはどうでしょうか？　以前、麻疹の不活化ワクチンがありましたが、接種後に麻疹にかかると免疫反応が過剰になる「異型麻疹」という状態が発生したために使われなくなりました（※1）。トキソイドは、細菌が作る毒素を弱めたものなので、毒素を作らないウイルスのトキソイドワクチンは作ることができません。

このように、それぞれの病原微生物が持つ性質を考慮して、最も適したタイプのワクチンが作られているのです。（森戸）

A

「生ワクチン」、「不活化ワクチン」、「トキソイドワクチン」の3種類があります。

※1　IDSC国立感染症研究所　感染症情報センター「麻疹」
http://idsc.nih.go.jp/vaccine/b-measles.html

## Q2 それぞれのワクチンは、どんな感染症を防ぐの？

子どもが接種すべきワクチン名と、そのワクチンが防ぐ感染症名や特徴を正確に知っておくことはとても大切です。感染症のことを知らないと、予防の意義がわかりづらいからです。

同時に、実際の感染経路、感染した場合の症状や治療法についても知っておきましょう。

主な感染経路は、ウイルスや細菌などの病原微生物を口に入れることでうつる「経口感染」、触ったことでうつる「接触感染」、空気と一緒に吸い込むことでうつる「空気感染」、飛び散った鼻水や唾などからうつる「飛沫感染」、血液からうつる「血液感染」などの「水平感染」、母体からうつる「垂直感染（母子感染）」などがありますが、感染症によって違います。

同様に、感染した場合の症状や治療法も異なりますが、そもそもワクチンが開発されるような感染症の多くは、後遺症を残したり、命を失ったりする危険があり、対症療法しかないのが特徴です。なお、「対症療法のみ」と書いてあるものの中には、おたふく風邪のように発症後にはとんどが自然治癒するものと、ポリオや日本脳炎のように発症したら進行を止める手立てが何もなく、少しでも過ごしやすくするための支持療法しかないという病気があります。

各ワクチンについて、接種する順番に一つずつ見ていきましょう。

### ●ロタウイルスワクチン〈生ワクチン／任意接種〉

ロタウイルスによる胃腸炎を予防するワクチン。2011年11月から任意接種。2回飲む1価ワクチンと3回飲む5価ワクチンがあります。

**〈感染経路〉**感染者の糞便や嘔吐物が付いたものを口にしたり、空気中に飛び散って付着したチリを吸い込んだりしたときに感染します。

**〈発症した場合の症状〉**多くは最初だけ白い便が出る、嘔吐や下痢、発熱、脱水が主な症状ですが、脳症、急性腎不全、死亡といった重症例も毎年報告されています。途上国でも先進国でも、すべての子どもが5歳までに少なくとも1回はかかり、5歳以下だと15人に1人は入院します。

**〈発症した場合の治療〉**抗ウイルス薬はないので、脱水症の治療のみ。

### ●B型肝炎ワクチン〈不活化ワクチン／定期接種〉

B型肝炎ウイルスによる病気を予防するワクチン。2016年10月から定期接種。

**〈感染経路〉**母体からの「産道感染」だけでなく、血液や唾液、尿、汗、涙によってうつる「水平感染」もあります。性交渉をしなければうつらないというわけではありません。

**〈発症した場合の症状〉**感染したまま症状が出ない「キャリア」と呼ばれる状態になったり、急性・慢性のB型肝炎、肝硬変、肝臓がんになったりします。乳幼児は慢性化しやすいのが特徴です。急性肝炎の1％程度は劇症肝炎になり、その約半数は死亡します。

〈発症した場合の治療〉急性肝炎は対症療法、劇症肝炎は抗ウイルス薬、透析、肝移植など。慢性肝炎は、抗ウイルス薬、インターフェロン療法などを行います。

● ヒブワクチン（不活化ワクチン／定期接種）

ヘモフィルス・インフルエンザ菌b型（Hib）感染症を予防するワクチン。5歳未満の10万人あたり年間約7・7人に髄膜炎（年間400人あまり）、年間約5・1人に菌血症などの侵襲性細菌感染症を起こしていたため、2013年4月から定期接種。

〈感染経路〉インフルエンザ菌b型は、生活環境のどこにでも存在し、私たちの鼻の中にも存在することの多い常在菌ですが、感染者から飛沫感染もします。

〈発症した場合の症状〉髄膜炎、菌血症、喉頭蓋炎、関節炎などを起こします。これらが起こると最善を尽くしても3〜6％が亡くなり、命をつなぎとめたとしても特に髄膜炎の場合は20％に難聴などの後遺症が残ります。後遺症なく治ったと思われたあとに知的障害がはっきりしてくるなど、脳の後遺症も30％ほどあります。

〈発症した場合の治療〉抗菌薬など。

● 肺炎球菌ワクチン（不活化ワクチン／定期接種）

肺炎球菌感染症を予防するワクチン。5歳未満の10万人あたり年間約2・8人に髄膜炎、年間約22・2人に菌血症などの侵襲性細菌感染症を起こしていたため、2013年4月から定期接種。

〈感染経路〉鼻やのどに菌を持っている子どもが多く、飛沫感染します。

〈発症した場合の症状〉風邪との区別がつきにくいため早期発見が難しく、髄膜炎、菌血症、肺炎、気管支炎、中耳炎などを起こします。ヒブと同じく髄膜炎の際には現代の最善の医療を行っても死亡率は7〜10％、後に難聴や知的障害などの後遺症が残るリスクが30〜40％あります。

〈発症した場合の治療〉抗菌薬など（ただし耐性菌が多いため治療が難しい）。

## ●4種混合ワクチン（DPT-IPV）（不活化ワクチン＋トキソイド／定期接種）

ジフテリア（D）、百日咳（P）、破傷風（T）、ポリオ（P）という4種類の感染症を防ぐワクチン。定期接種になったのは、ジフテリアが1948年、百日咳は1950年、破傷風は1968年、生ポリオは1963年、不活化ポリオは2012年9月から。現在の4種混合ワクチンは、2012年11月から始まりました。

〈感染経路〉ジフテリアは飛沫感染、百日咳は飛沫感染と接触感染、破傷風は傷口から菌が入ることにより感染。破傷風菌は土の中にいて、世界中のどの土地でも感染の危険があります。ポリオは経口感染、接触感染します。

〈発症した場合の症状〉ジフテリアは心臓の筋肉や神経に作用して、眼や横隔膜などの麻痺、窒息、心不全などを起こします。発症すると死亡率は5〜10％、日本でも予防接種が始まる前は年間に数千人が亡くなっていました。百日咳は、月齢の小さい子でははっきりした症状のないまま呼吸が止まることがあり、月齢の大きい子から幼児では特有の苦しい咳が繰り返し出る病気で、死亡率は約10%。破傷風は菌が作る神経毒のため口が開けにくくなり、引きつり笑いのような独特の顔つきになり、呼吸筋が麻痺する病気で約30%が死亡します。ポリオは運動神経に感染し、筋肉が麻痺し動かせなくなる病気で「小児麻痺」とも呼ばれます。嚥下する筋肉が麻痺して誤嚥をしたり、延髄の呼吸中枢に感染がおよぶと呼吸筋が動かせないので人工呼吸器を外すことができなくなったり、死亡したりすることもある重い感染症です。

〈発症した場合の治療〉ジフテリアは抗血清や抗菌薬、百日咳は抗菌薬、破傷風はガンマグロブリンや抗菌薬などを投与。ポリオは治療法がなく、呼吸筋が麻痺したら人工呼吸器などを使う他、残された機能を活用するためのリハビリテーションをするしかありません。

## ●BCG〈生ワクチン／定期接種〉

結核を防ぐためのワクチン。1951年から定期接種。

〈感染経路〉結核菌が付着したチリ（飛沫核）を吸い込むことによる空気感染のほか、飛沫感染、経口感染、接触感染、胎盤を通してお母さんからうつってしまう経胎盤感染。

〈発症した場合の症状〉結核菌が体に入り、咳や発熱、呼吸困難といった肺結核を起こします。乳幼児は結核性髄膜炎や粟粒《ぞくりゅう》結核など、重症化しやすく死亡することもあります。大きい子どもや大人では、肺結核の他に腎臓、リンパ節、骨、脳などあらゆるところで臓器に影響を与えたりします。日本では現在、年間2万人弱の結核患者が発生しています。

〈発症した場合の治療〉抗結核薬の投与など。

**●麻疹風疹混合（MR）ワクチン（生ワクチン／定期接種）**

麻疹ワクチンは、1978年10月から定期接種。風疹ワクチンは、1962年から女子のみ、1979年から男子も定期接種。

〈感染経路〉麻疹は空気感染と飛沫感染、接触感染。風疹は飛沫感染と接触感染。麻疹は非常に感染力が高く、免疫のない集団では1人の発症者が12～14人を感染させるとされています。

〈発症した場合の症状〉麻疹は「はしか」とも呼ばれ、高熱、鼻水、咳、目の充血、赤い発疹、肺炎、中耳炎、心筋炎、脳炎などが起き、最善の治療をしても1000人中1・5人が亡くなる病気。治った後も免疫力が低下したり、数年経ってから亜急性硬化性全脳炎（SSPE）を起こしたりすることがあります。妊娠中に感染すると流産や早産の原因になることも。風疹は「三日はしか」とも呼ばれ、発熱と同時に赤く細かい発疹が出て、首のリンパ節が腫れます。血小板減少性紫斑病や脳炎を起こすことがあります。妊娠中の女性が感染すると、胎児の目や耳や心臓、精神運動発達に障害が生じる「先天性風疹症候群」になる可能性があります。

〈発症した場合の治療〉どちらも対症療法のみ。

## ●水痘ワクチン（生ワクチン／定期接種）

水ぼうそう（水痘）を防ぐワクチン。2014年10月から定期接種。

**〈感染経路〉**空気感染、接触感染。

**〈発症した場合の症状〉**ときに発熱し、水を持った赤発疹が、半日程度で頭皮や粘膜を含む全身に出るのが特徴。脳炎や脳梗塞、肺炎、解熱鎮痛薬のアスピリンを飲んだ際に「ライ症候群」を起こすことがあります。水ぼうそうが治った後に、帯状疱疹になることもあります。

**〈発症した場合の治療〉**対症療法あるいは抗ウイルス薬など。

## ●おたふく風邪ワクチン（生ワクチン／任意接種）

おたふく風邪（流行性耳下腺炎、ムンプス）を防ぐワクチン。多くの国では公費で2回接種していますが、日本では任意接種のため、接種率が数十～40％程度。患者数は、多かった2005年の1年間で135・6万人、少なかった2007年で43・1万人と推定されます。

**〈感染経路〉**飛沫感染、接触感染。

**〈発症した場合の症状〉**発熱し、耳の下が腫れて痛くなるおたふく風邪を発症します。約200～1000人に1人が治らない難聴に、約3～10％が無菌性髄膜炎になります。さらに成人男性の場合は、4人に1人が不妊症の原因になりうる睾丸炎を起こすことも。

**〈発症した場合の治療〉**対症療法のみ。

**●日本脳炎ワクチン（不活化ワクチン／定期接種）**

日本脳炎を防ぐワクチン。1995年4月から定期接種（北海道では2016年4月から）。

**〈感染経路〉**蚊が日本脳炎ウイルスを持った豚などの動物の血を吸い、その後に人を刺すことによってうつります。

**〈発症した場合の症状〉**高熱、頭痛、意識障害やけいれん、脳炎や髄膜炎を起こすことがあり、不顕性感染が多いものの、発症すると死亡率は20～40％程度。歩行障害、けいれん、麻痺、知能障害などの後遺症が残ることもあります。

**〈発症した場合の治療〉**対症療法のみ。

**●2種混合（DT）ワクチン（不活化ワクチン＋トキソイド／定期接種）**

2008年4月から定期接種。4種混合で得たジフテリアと破傷風の抗体を追加させます。

**●不活化ポリオワクチン（不活化ワクチン）**

1964年から使われてきた国産生ポリオワクチンに代わり、2012年9月から定期接種。

**●ヒトパピローマウイルス（HPV）ワクチン（不活化ワクチン／定期接種）**

ヒトパピローマウイルスによる病気を防ぐワクチン。2013年4月から定期接種。

〈感染経路〉粘膜や皮膚の接触、性行為、産道感染。

〈発症した場合の症状〉日本全体で毎年約1万人が子宮頸がんを発症し、そのうち約3000人が死亡。尖圭《せんけい》コンジローマ、外陰上皮内腫瘍、肛門がん、再発性呼吸器乳頭腫など。

〈発症した場合の治療〉外科的切除などの対症療法のみ。

● インフルエンザワクチン（不活化ワクチン／任意接種）
インフルエンザを防ぐワクチン。毎年10〜11月頃に接種。

〈感染経路〉飛沫感染、接触感染。

〈発症した場合の症状〉急な高熱、倦怠感、頭痛、筋肉痛、咳、鼻水といった症状を起こし、子どもの場合は熱性けいれんや肺炎、中耳炎、心筋炎、急性脳症を起こすこともあります。

〈発症した場合の治療〉対症療法、あるいは抗インフルエンザ薬の投与など。（森戸）

A

**各ワクチンが防ぐのは、重症化しやすく、多くは対症療法しかない感染症です。**

〈参考〉厚生労働省「予防接種情報」
https://www.mhlw.go.jp/stf/seisakunitsuite/bunya/kenkou_iryou/kenkou/kekkaku-kansenshou/yobou-sesshu/index.html

# Q3 ワクチンは、どこで作られているの？

巨大な製薬会社・メガファーマ4社が世界中のシェアの7割を寡占しているため、海外では自国でワクチンを作らない国のほうが多いのですが、日本では国産のワクチンが多く使われています（51ページ参照）。国内でワクチンを作るメリットとしては、輸入に頼らないので、平時は安定供給しやすい点、品質を保持しやすい点が挙げられます。

こうした国産のワクチンは、長らく主に地方にある財団法人や学校法人（研究所）の工場で作られてきました。財団法人や学校法人は、営利目的の株式会社とは違って、利益が出ても株主などに分配することはできない非営利団体です。

しかし、海外のメガファーマと比べると、日本のワクチンを作っている団体は売上高も利益も、ワクチンを開発・改良するための資金も少ないため、財団法人・研究所と製薬会社の合弁、買収によって事業を強化する取り組みが行われるようになりました。現在では会社のほうが多くなってきています。

それでも、日本のワクチン製造会社と海外のメガファーマでは売上額の桁が一つ違います。日本でも次々に新しいワクチンが認可され、定期予防接種になっていますが、新しいワクチンには海外から輸入されたものが多いのは、やはりそういった開発費や人材の数に差があるから かもしれません。現在も、海外では発売目前というワクチンがたくさんある中、日本は少ない ことが左ページの表でも確認できます。

国内での小規模生産には、もう一つよくないところがあります。それはメーカーや工場に何かあったとき、ワクチン不足に陥りやすい点です。

２０１６年には、ワクチン製造元の一つである「一般財団法人 化学及血清療法研究所（化血研、現ＫＭバイオロジクス）」が国に承認を得ていない方法でワクチンを作っていた問題が発覚しました。以降、化血研が業務停止処分を受けている間、そこでしか作られていなかったＡ型肝炎ワクチン、シェアの多くを占めるＢ型肝炎ワクチン、日本脳炎ワクチンの供給が止まりました。さらに同じ年、熊本地震によって工場が被災したため、よりワクチンが不足してしまったのです。

でも、ときどきワクチンが不足するのは、製造量だけのせいではありません。もう一つの理由は、何かの感染症のアウトブレイクが話題になるたび、平時に予防接種をしていなかった人たちが一度に殺到するからです。

例えば、おたふく風邪ワクチンは、任意接種であるために接種率が数十～40％といわれています。ところが、「おたふく風邪の感染後に難聴になる人が、2年間で少なくとも３４８人いた」という日本耳鼻咽喉科学会の調査が発表されたり、「おたふく風邪の後に難聴になる確率が、従来いわれていた1万人に1人よりも多く、200〜300人に1人以上かもしれない」と報道されたりすると、予防接種を希望する人が急激に増えます。

麻疹と風疹が流行するのは定期接種を2回受けられなかった世代に十分な抗体がないからですが、アウトブレイクが話題になると、一時的に予防接種を希望する人が急増します。

でも、ワクチンは化学的に合成する薬品と違って、後で述べるように生物を利用して作りますし、何度も検査等を行うため、供給までに時間がかかります。さらに使用期限もあります。生ワクチンの有効期間は多くが1〜2年程度、不活化ワクチンでも2〜3年程度なので、たくさん作って備蓄しておくことはできません。しかも、国家検定を待つ数か月間は市場には出ま

### 日本で導入・開発予定のワクチン

- MMRワクチン
- HPVワクチン（9価）
- マラリアワクチン
- ウェストナイルワクチン
- MR-V混合ワクチン
- サイトメガロウイルスワクチン
- ノロ・ロタウイルス混合ワクチン

### 海外で導入・開発中のワクチン

- マラリアワクチン
- 6種混合ワクチン
- HIVワクチン
- NTHiワクチン
- クロストリジウム・ディフィシル菌ワクチン
- 黄色ブドウ球菌ワクチン
- 髄膜炎菌B型ワクチン
- 結核ワクチン
- ノロウイルスワクチン
- デング熱ワクチン
- 不活化水痘ワクチン
- 手足口病ワクチン

※1より一部改変して引用
2019年8月現在

わらず、医療機関で使用可能な期間はさらに短いのです。

では、メガファーマ4社からワクチンを買っていれば、こういったことは防げるでしょうか? 選択肢として増やすことはいいとしても、輸入ワクチンだけに頼り切ってしまえば、輸入できないときにリスクになりかねません。

いずれにしても、普段から予防接種を適切な時期に受けておくことが、リスク回避になるといえそうです。(森戸)

## A 主に国内にある財団法人や研究所、製薬会社の工場で作られています。

※1 日本ワクチン産業協会「わが国のワクチン産業と市場の動向」
https://www.mhlw.go.jp/stf/shingi/2r98520000035gut-att/2r98520000035gxh.pdf
※2 日本ワクチン産業協会「ワクチン類製造販売業者別 品目一覧表」
http://wakutin.or.jp/seizouhanbai/

## ワクチン類製造販売業者別 品目一覧表

2019年8月現在

| 製剤名 | 第一三共 | 武田薬品 | KMB | 阪大微研会 | デンカ生研 | 日本BCG | MSD | サノフィ | ファイザー | GSK |
|---|---|---|---|---|---|---|---|---|---|---|
| インフルエンザHAワクチン | ○ | | ○ | ○ | ○ | | | | | |
| 乾燥細胞培養日本脳炎ワクチン | | | ○ | ○ | | | | | | |
| 乾燥組織培養不活化狂犬病ワクチン | | | ○ | | | | | | | □ |
| 組換え沈降B型肝炎ワクチン | | | ○ | | | | □ | | | |
| 乾燥組織培養不活化A型肝炎ワクチン | | | ○ | | | | | | | |
| 組換え沈降2価ヒトパピローマウイルス様粒子ワクチン | | | | | | | | | | □ |
| 組換え沈降4価ヒトパピローマウイルス様粒子ワクチン(酵母由来) | | | | | | | □ | | | |
| 不活化ポリオワクチン(ソークワクチン) | | | | | | | | □ | | |
| 沈降精製百日せきジフテリア破傷風不活化ポリオ(セービン株)混合ワクチン(DPT-IPV) | | | ○ | ○ | | | | | | |
| 沈降精製百日せきジフテリア破傷風不活化ポリオ(ソークワクチン)混合ワクチン(DPT-IPV) | ○ | | | | | | | | | |
| 沈降精製百日せきジフテリア破傷風混合ワクチン(DPT) | | | | ○ | | | | | | |
| 肺炎球菌ワクチン | | | | | | | □ | | | |
| 沈降13価肺炎球菌結合型ワクチン | | | | | | | | | □ | |
| インフルエンザ菌b型(Hib)ワクチン | | | | | | | | □ | | |
| 4価髄膜炎菌(ジフテリアトキソイド結合体) | | | | | | | | □ | | |
| 成人用沈降ジフテリアトキソイド | | | | ○ | | | | | | |
| 沈降ジフテリア破傷風混合トキソイド(DT) | ○ | ○ | ○ | ○ | | | | | | |
| 沈降破傷風トキソイド | ○ | ○ | ○ | ○ | ○ | | | | | |
| 乾燥弱毒生麻しんワクチン | ○ | ○ | | ○ | | | | | | |
| 乾燥弱毒生風しんワクチン | ○ | ○ | | ○ | | | | | | |
| 乾燥弱毒生麻しん風しん混合ワクチン(MR) | ○ | ○ | | ○ | | | | | | |
| 乾燥弱毒生おたふくかぜワクチン | ○ | ○ | | | | | | | | |
| 乾燥弱毒生水痘ワクチン | | | | ○ | | | | | | |
| 黄熱ワクチン | | | | | | | | □ | | |
| 経口弱毒生ヒトロタウイルスワクチン | | | | | | | | | | □ |
| 5価経口弱毒生ロタウイルスワクチン | | | | | | | □ | | | |
| 乾燥BCGワクチン | | | | | | ○ | | | | |
| 乾燥ガスえそウマ抗毒素 | | | ○ | | | | | | | |
| 乾燥ジフテリアウマ抗毒素 | | | ○ | | | | | | | |
| 乾燥まむしウマ抗毒素 | | | ○ | | | | | | | |
| 乾燥はぶウマ抗毒素 | | | ○ | | | | | | | |
| 乾燥ボツリヌスウマ抗毒素 | | | ○ | | | | | | | |
| 水痘抗原 | | | | ○ | | | | | | |
| 精製ツベルクリン | | | | | | ○ | | | | |

○印は、国内で製造。□は、輸入。　※2より一部改変して引用

KMB=KMバイオロジクス、GSK=グラクソ・スミスクライン

## Q4 ワクチンは、どうやって作られているの？

ワクチンは、おおまかにいうと、清潔な環境下において次のような流れで作られています。

①抗原となるウイルスや細菌、トキソイドを採取して弱める。
②弱毒化した抗原を増やす（培養する）。
③増えた抗原を採取して精製する。
④❸に必要な保存剤や安定剤などを加えて小分けにする。
⑤国家検定を受けて安全性が確認されてから出荷。

①は、1章でも触れたように、細菌やウイルスなどの病原微生物を違う種類の動物に接種し、代を重ねることで弱くしていく方法があります（連続継代）。

例えば、ウイルスの生ワクチンの場合、ヒトに感染性のあるウイルスをヒトやヒト以外の動物の細胞などで増殖させます。ウイルスは増殖して世代を重ねていくことで変異し、ヒトに対して病原性はないけれど抗体を作らせるウイルスに変わることがあります。また、ヒトの集団でも感染と伝播を繰り返すうちに病原性が弱まることがあります。

こうしたワクチンの材料となるウイルス株を「シードロット」と呼びますが、各製造所が独自に開発するもので、ただ代を重ねれば必ずできるとか、誰にでも作れるというものではありません。「医薬品、医療機器等の品質、有効性及び安全性の確保等に関する法律（薬機法）」に基づいて、シードロットは承認され管理されています。シードロットが代を重ねるうちに、さらに変異してしまうことを防ぐため、ウイルス株は一定の培養法と何代から何代までをワクチンに使用するなどということも厳密に決められています。

生ワクチンで細菌を使うものは現在、ＢＣＧしかありません。細菌もウイルスと同じように弱毒化してワクチンにします。現在開発中のものもありますが、弱毒化した細菌生ワクチンの種類は多くありません。トキソイドは、細菌が作る毒を無毒化したものですが、ホルマリンや紫外線照射、加熱などで毒をヒトに害のないものにします。

②には、（a）孵化鶏卵培養法、（b）動物接種法、（c）細胞培養法、（d）遺伝子組み換え法の4つの方法があります。例えば、麻疹ワクチンは、弱毒性麻疹ウイルスをニワトリの受精卵をある程度育てた胚《はい》で増殖させます（a）。今の日本脳炎ワクチンは培養細胞を使って作られますが、以前はマウスに注入して抗原を作らせ、それを精製し不活化していました（b）。水ぼうそう（水痘）ワクチンは、ヒトの細胞で培養増殖させて精製して作ります（c）。B型肝炎ワクチンは、遺伝子組み換え技術を用いた酵母にB型肝炎抗原を作らせます（d）。

ちなみに、ワクチンを作るための材料には、特別に作られたものが使われています。例えば、鶏卵は食品として食べるものと違い、ＳＰＦ（Specific Pathogen Free：特定病原体不在）

鶏卵というものを使います。ゴミや病原微生物などの微細なものが混入しないように陽圧にした特別な鶏舎で鶏を育て、病原微生物がいないことや遺伝的な病気がないかどうかを検査します。こうして育てられたSPF親鶏から生まれた卵がSPF鶏卵です。

③それぞれに適した方法で増やした抗原から、ワクチンに必要ない成分を除去して抗原だけを抽出します。不必要なものが入ったままではなく、必要最小限のものだけでワクチンを作りたいからです。生ワクチンなどの細胞培養法で抗原を増やした場合は、ろ過法や低速遠心法で細胞を除去します。不活化ワクチンは、ウイルス粒子を薬剤で分解して取り除いたり、増やした抗原となるウイルスを薬剤で不活化したりします。細菌を不活化して作る百日咳ワクチンの場合は、百日咳菌が作る抗原の一部のみを使い、他は特殊な遠心分画法やクロマト法などで除去します。トキソイドを作る場合には、細菌が作る毒素にホルマリンを使用した際、ホルマリンを除去してトキソイドだけにします。

④こうしてできたワクチンの原液はごく少量なので、接種しやすい量になるように希釈し、安定剤や保存剤などを加えます。不活化ワクチンには免疫原性を高めるためにアジュバントを加えることがあります。それを小分けにしたものをロットと呼びますが、一つのロットには一つの製造番号を付けます。

⑤小分けされたワクチンは、製造所が自家試験を行い、製造所のある都道府県が抜き取りを行い、国立感染症研究所で国家検定を受けます。そうして安全性と効果が確認されたワクチン

が、包装され出荷されます。

日本では、1948年から薬事法でワクチンの開発、製造が規制対象になりました。その後、法律は何度も改正され、現在は先にも触れた2014年に改訂された薬機法です。ワクチンを開発する際にも、非臨床試験・臨床試験のやり方にも基準があります。

ワクチンを製造する会社は、原材料や手順、保管方法などを国に届け出て承認を受けています。これまでもワクチン自体には問題がなくても、届け出たものと違う手順を採用していた場合は、立入検査や業務停止命令といった措置が取られました。原材料、作り方、管理法と製品の検査法などが、これほどまで厳密に決まっていて、特別な法律まである医薬品、食料品はそうあるものではありません。

こうして厳密な基準を守って作られているから安全なのです。（森戸）

A

抗原を採取して弱めて培養して精製し、必要な保存剤や安定剤を加えて作ります。

## Q5 ワクチンには、どんな成分が含まれている？

前の項目で述べたように、ワクチンには主成分である「抗原」の他にも、「安定剤」「保存剤」「緩衝剤」「アジュバント」「抗菌薬」「不活化剤」などが入っています。これらの添加物について、不安を感じる人は、とても多いようです。

何が入っているのかは、「生ワクチン」「不活化ワクチン」「トキソイド」なのかだけでなく、ワクチン自体の剤形や容器によっても変わってきます。剤形としては、ワクチンの抗原を水に溶かした「液状ワクチン」、抗原をアルミニウム塩などに付着させた「沈降型ワクチン」、液体の状態よりも作用が減りにくく安全性が保てる「凍結乾燥ワクチン」があります。

さらに容器には、バイアル、アンプル、初めから注射器に入っているシリンジ型があります。

では、それぞれの成分について詳しく説明しましょう。

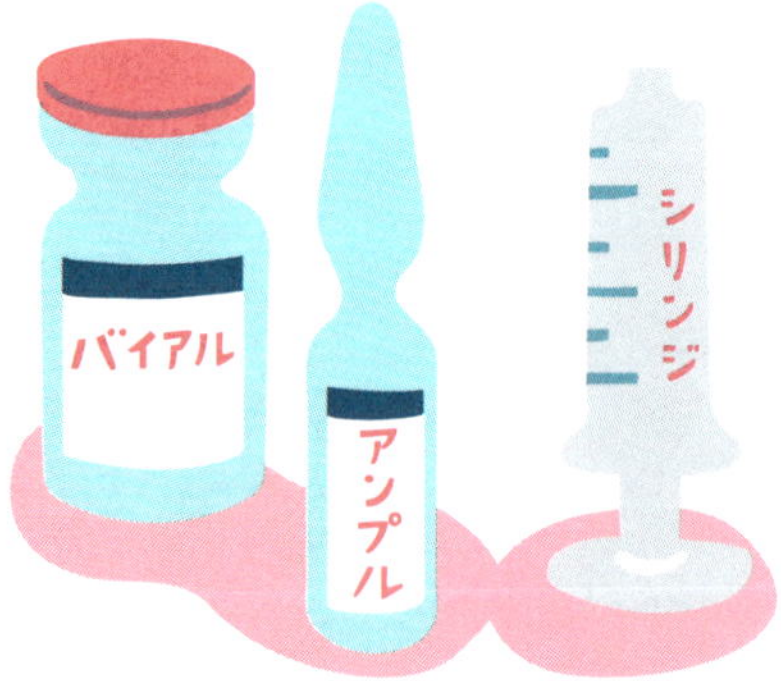

〈主成分〉**各病原微生物に対する抗原**

主成分である抗原は、私たちの体内で免疫を作らせるワクチンの本体で、例えば弱毒化した麻疹ウイルスとか破傷風のトキソイドといったものです。

〈安定剤〉**ゼラチン、タンパク質、アミノ酸、糖など**

安定剤は、抗原の損傷や凝結を防ぐための成分。例えばインフルエンザワクチンのような液状のワクチンは、主成分の種類によっては水の中で粒子同士がくっつきあってしまいます。そうならないよう、従来はゼラチンがよく使われていました。しかし、ゼラチンはアレルギーの原因になることがあるので、現在ではグルタミン酸ナトリウムや乳糖といったものが使われています。MRワクチン、日本脳炎ワクチンなどは凍結乾燥ワクチンですが、凍結乾燥をしたときに主成分が壊れないようにタンパク質、アミノ酸、糖類などが入っています。

〈保存剤〉**チメロサール、フェノキシエタノールなど**

ワクチンの保存性を高めるために配合されています。また、1バイアルを数人で分ける際などに細菌や真菌が入って増殖しないようにという目的でも使用されています。でも、1人あたり1バイアルにして同じバイアルに何度も針を刺さないようにする、注射器にワクチンが入っているシリンジ型にするといった方法で、チメロサールなどを含まないワクチンが増えました。

●チメロサール（エチル水銀チオサリチル酸ナトリウム）

優れた殺菌力があるため、保存のために使われます。水俣病の原因になったメチル水銀と違って体内に蓄積されにくく、使う量もインフルエンザを2回受けたとして0・01㎎未満とごくわずかです。日本人の水銀摂取量は1日あたりおよそ0・0084㎎で、主に魚介類に多く含まれています（※1）。これがすべてメチル水銀であると仮定しても、健康に被害が出るかもしれない量の3割にもあたりません。ワクチン1回分からエチル水銀が0・005㎎増えたとしても誤差範囲ですね。

以前、アメリカの団体が、MMRワクチンに含まれるチメロサールが自閉症の原因だと主張しましたが、大規模な疫学研究の結果、完全に否定されています（102ページ参照）。

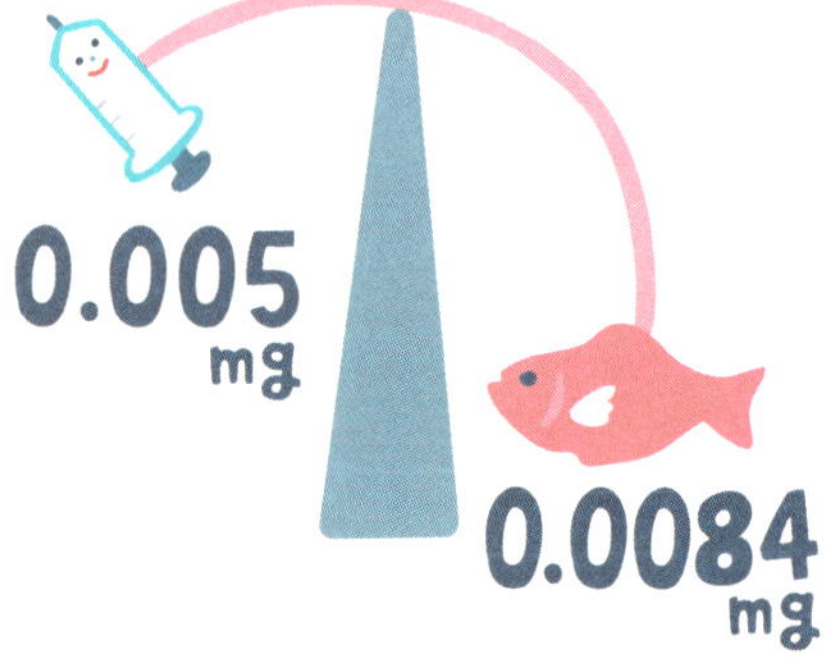


●フェノキシエタノール

空気中や人の指などから混入した細菌の増殖を抑える成分。スキンケアやヘアケア、メイクアップのための化粧品にも多く配合されていて、粘膜に使用されることがある化粧品、粘膜に使用されない化粧品で、それぞれ基準量が決まっています。
インフルエンザワクチンのチメロサールがフェノキシエタノールに変更された後、アナフィラキシーショックを起こす人が出たため、チメロサールに戻されました。化血研のインフルエンザワクチンに入っていた量は、0・45%、1㎖中に0・0045㎖です。

〈緩衝剤〉**塩化ナトリウム、リン酸水素ナトリウム水和物、リン酸二水素ナトリウムなど**
液体の酸性、アルカリ性といったpHを保つために配合される成分です。pHが変わると効果や安全性が変わってしまうので、それを防ぎます。例えば、4種混合ワクチン（テトラビック）1回分には塩化ナトリウム4・25㎎、リン酸水素ナトリウム水和物1・1㎎、リン酸二水素ナトリウム0・56㎎が入っています。

〈アジュバント〉**アルミニウム塩、微生物由来物質＋水酸化アルミニウム、乳化剤アジュバント、水酸化アルミニウムゲル、リン酸アルミニウムゲル、モノホスホリルリピッドAなど**
アジュバントは、4種混合ワクチン、B型肝炎ワクチン、HPVワクチンなどの不活化／沈降型ワクチンに含まれていて、抗体（免疫）の獲得を助ける成分です。ワクチンの抗原成分が免疫細胞に取り込まれるのを促したり、抗原成分が体内で分解されるのを予防したりします。
このアジュバントを配合することで、ワクチンの抗原量や接種回数を減らし、免疫力の弱い小さな子どもや高齢者にも使えるワクチンを、感染症の流行時にも比較的早く作ることができるのです。

もしかしたら、「ワクチンに金属が入っているなんて怖い」と思うかもしれませんが、アルミニウムは地殻を構成する元素の中で3番目に多く、土壌や水や空気の中に存在しているもの。

当然、多くの自然な食品にも含まれているので、私たちは日常的に食品からアルミニウムを摂取しています。その量は、食品群ごとのアルミニウム含有量を測定し、「国民健康・栄養調査」の結果に照らして各食品群の摂取量を考慮するという方法で算出されていて、1～5歳の子どもなら1日2・0㎎、成人なら1日2・5㎎のアルミニウムを、主に野菜、海藻、穀物、芋類、魚介類などの食物から取り入れていると考えられます。

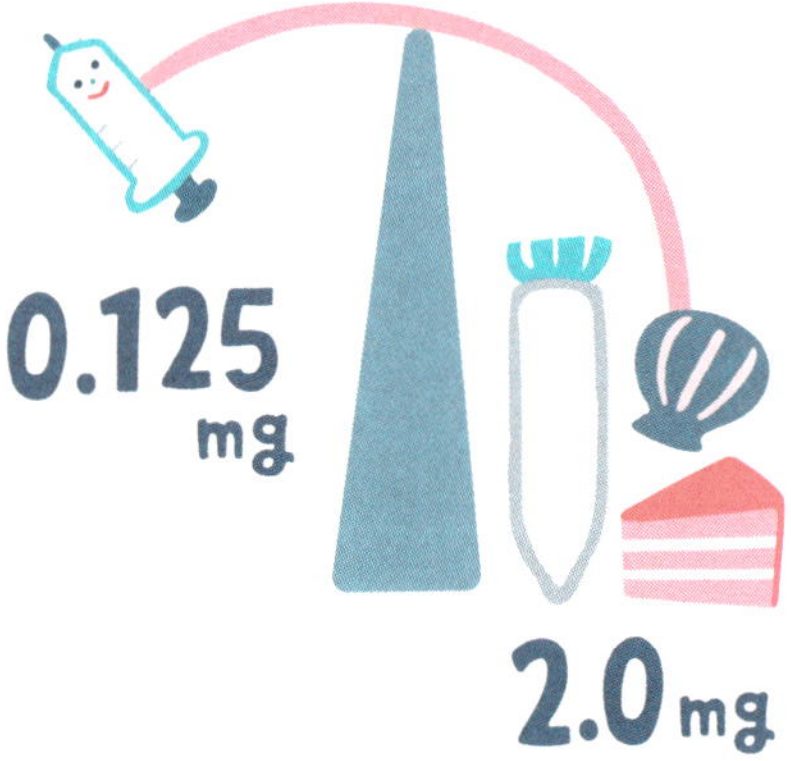


一方で、ワクチン1回分に含まれているアルミニウムの量は、B型肝炎ワクチン（ヘプタバックス）なら0・125㎎、4種混合ワクチン（クアトロバック）なら0・1㎎です。

ある物質を生涯に渡って継続的に摂取したときに健康被害がないと推定される1日あたりの量を「耐用一日摂取量」と呼びます。FAO／WHOの合同食品添加物専門家会議が、暫定的に設定したアルミニウムの耐用週間摂取量は、体重1㎏あたり2㎎／週です。そのため、ワクチンに含まれているアルミニウムは心配するほどの量ではありません。

**〈抗菌薬〉エリスロマイシン、ストレプトマイシン、カナマイシンなど**

特定の細菌やウイルスを培養するためには、それ以外の細菌・ウイルス以外のものが増えてはいけないので、製造過程で必要最少量の抗菌薬を使うことがあります。ワクチンが製品として使われる段階では、検出できないくらいの量に減っています。

**〈不活化剤〉ホルマリン（ホルムアルデヒド）**

ホルマリン（ホルムアルデヒドの水溶液）は、トキソイドを不活化したり、病原微生物を殺菌したりするために使われます。病原微生物を不活性化したあとは、精製過程で取り除かれますから、ワクチンの中には全く入っていないか、入っていたとしてもごくわずかな量です。

じつは、私たちの体内にも、タンパク質を合成するために、ホルムアルデヒドは存在しています。自然界

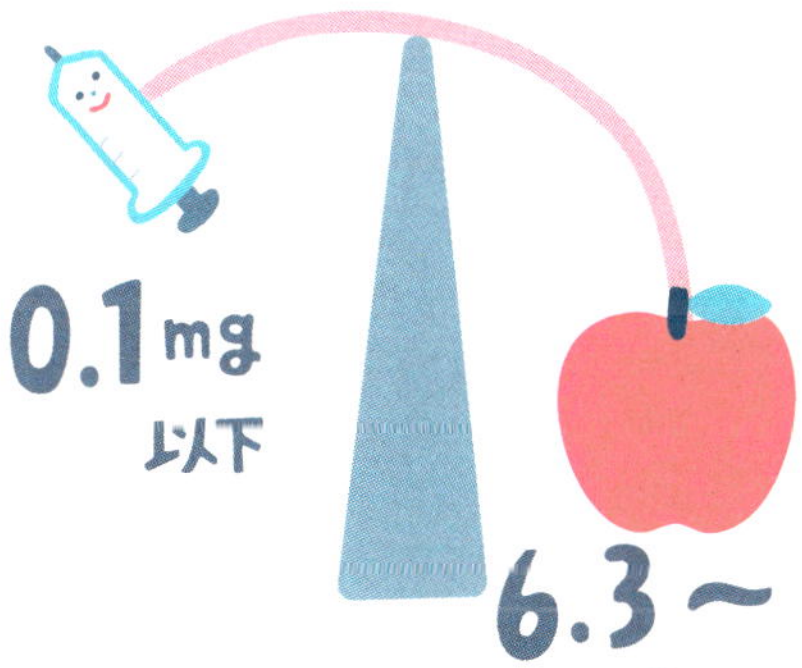

にもホルムアルデヒドはあって、普通に生活していても農作物や海産物から体内に入ります。

ホルムアルデヒドはリンゴ、ホウレンソウ、豚肉、タラなどに含まれていますが、例えばリンゴ1個なら6・3〜6・8㎎が含まれています。一方で、インフルエンザワクチン2回分に含まれるホルムアルデヒドは0・1㎎以下。リンゴ1個と比べてもかなり少なく、ほぼ無視してもいいくらいの量です。

なお、生ワクチンには、生ワクチンの主成分を殺してしまってはいけないので、ホルムアルデヒドは使われません。

## 〈主成分の製造過程の構成物〉

この他、主成分である抗原（細菌やウイルス）を培養するために使われた「培養細胞」や「培養液」に含まれていた物質もゼロにはできないので、わずかに含まれています。例えば、ポリオではサルの腎細胞などですね。こうして細胞が入っていると聞くと、気味が悪く聞こえるかもしれません。

でも、製造のために使うだけで、細胞そのものは入っていません。製造過程で無菌試験を行い、ろ過したり遠心分離したりして精製します。

製造過程における構成物

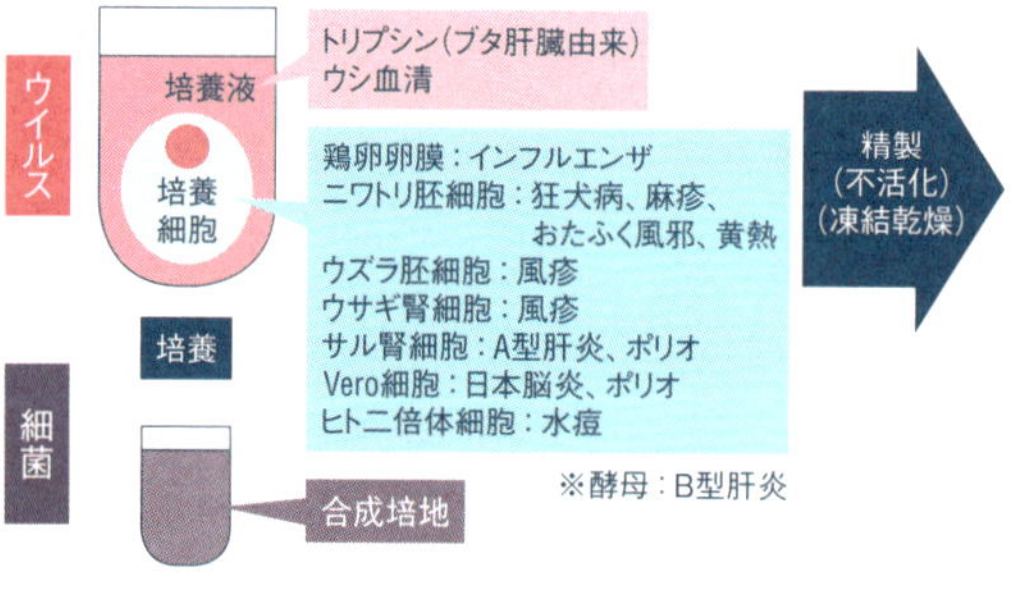


※2より引用

このように一見怖く思える成分も、よく見ると量がとても少なく、また安全性が高いものが採用されていることがわかりますね。

安全性を確保したうえで、ワクチンの安定した品質を保つために使われているということを知っておいてください。（森戸）

〈ワクチンの含有成分の例〉

水痘ワクチン（ビケン）1人分0.5mℓ中

| 成分 | | 分量 |
|---|---|---|
| 主成分 | 弱毒生水痘ウイルス（岡株） | 1000PFU以上 |
| 安定剤 | 精製白糖 | 25.0mg |
| | L-グルタミン酸ナトリウム | 0.36mg |
| 緩衝剤 | 塩化ナトリウム | 1.14mg |
| | 塩化カリウム | 0.03mg |
| | リン酸二水素カリウム | 0.29mg |
| | リン酸水素ナトリウム水和物 | 3.14mg |
| 抗菌薬 | カナマイシン硫酸塩 | 7μg（力価）以下 |
| | エリスロマイシンラクトビオン酸塩 | 2μg（力価）以下 |

*ウイルス培養に用いるBME培地には、1mℓ中カナマイシン硫酸塩100μg（力価）、エリスロマイシンラクトビオン酸塩30μg（力価）およびフェノールレッド5μgを含有する。

インフルエンザHAワクチン2018／2019（KMB）1人分0.5mℓ中

| 成分 | | 分量 |
|---|---|---|
| 主成分 | A/シンガポール/GP1908/2015（H1N1）pdm09<br>A/シンガポール/INFIMH-16-0019/2016（H3N2）<br>B/プーケット/3073/2013（山形系統）<br>B/メリーランド/15/2016（ビクトリア系統） | それぞれ15μg以上 |
| 不活化剤 | ホルマリン（ホルムアルデヒドとして） | 0.05mg以下 |
| 緩衝剤 | 塩化ナトリウム | 4.1mg |
| | リン酸水素ナトリウム水和物 | 1.25mg |
| | リン酸二水素カリウム | 0.2mg |
| 保存剤 | チメロサール | 0.0025mg |

# A

## 抗原＋ワクチンの安全性や効果を高めるための添加物が入っています。

※1　厚生労働省医薬局食品保健部基準課「水銀を含有する魚介類等の摂食に関する注意事項」について（Q&A）
https://www.mhlw.go.jp/topics/2003/06/tp0613-1.html

※2　厚生労働省　予防接種基礎講座（平成29年3月開催）資料「ワクチンの種類とその構成物・開発状況」
https://www.mhlw.go.jp/file/06-Seisakujouhou-10900000-Kenkoukyoku/0000167046.pdf

# Q6 ワクチンが感染症を予防するのはなぜ？

一部の病気には、一度かかると二度とかからないことが知られていますね。これは免疫、つまり抗体ができるからです。

免疫とは何でしょうか。簡単にいうと、体内に入ってきた病原体（病原微生物）などの異物をやっつける仕組みのことです。**免疫には、胎盤や母乳を通して母体から抗体をもらう「受動免疫」、先天的に備わっている「自然免疫」、さらに自分で抗体をつくる「獲得免疫」があります。**自然免疫と獲得免疫は複雑に絡み合っていますが、大まかに分けると以下のような違いがあります。

私たちの体は、内部に病原体が侵入してきたとき、単純に分けると、次のような二段構えで応戦します。①まずは、すぐに反応できるけれどやや弱い自然免疫が働き、②次に、反応は少し遅いけれど特定の病原体に関しては極めて強い免疫反応を示す獲得免疫が働くことで、病原体を追い出そうとするのです。獲得免疫は

**自然免疫と獲得免疫の違い**

| | 自然免疫 | 獲得免疫 |
|---|---|---|
| 免疫の獲得 | 先天的 | 後天的 |
| 発動されるまでの時間 | 早い | ゆっくり |
| ターゲット | 不特定多数 | 限られた病原体のみ |
| 感染防御効果の強弱 | 弱い | 特定の病原体に関しては極めて強い |

同じ病原体が体内に侵入してくるたびに増幅され、次第に反応が早くなっていきます。

この免疫の働き方は、1㎛（1000分の1㎜）程度の大きさで環境さえ適していれば細胞外で増殖できる細菌や細菌から作られた毒素なのか、細菌の100〜1000分の1程度の大きさで人間の細胞内に入らないと増殖できないウイルスかで大きく違います。

それぞれの特徴は以下の通りです。ただし、例外はあります。

## 〈細菌や毒素への免疫〉

有害な細菌や毒素が体の中に入ると、白血球の一種で貪食細胞《どんしょくさいぼう》と呼ばれる「好中球」や「マクロファージ」が食べようとします。ここまでが自然免疫です。

その後、活躍するのが獲得免疫。細菌の場合は、それぞれの細菌に合わせて「体液性免疫」である抗体（免疫グロブリン）が作られ、細菌の表面に鍵と鍵穴のように結合することで、より好中球に食べられやすくします。抗体は毒素にも結合し、毒性を発揮させなくします。

特定の抗体を作る細胞が活性化するには、初回の感染の場合は時間がかかり量も少ないです。しかし、抗体は細菌に繰り返し感染することで作られる量が増加します。これを「ブースター効果」といいます。自然感染やワクチンなどで何度か感染にさらされると、それだけより早く大量の抗体を作ることができるようになるのです。

## 〈ウイルスへの免疫〉

ウイルスへの自然免疫である「NK（ナチュラルキラー）細胞」が対抗してから、細菌の場合と同じように体液性免疫が働いて、特定の抗体が作られます。しかし、ウイルスの場合は、これだけでは十分ではありません。細菌はヒトの細胞外で増えますが、ウイルスはヒトの細胞内で増えます。抗体は細胞内に入れないため、体液性免疫だけでは効きづらいのです。

そこで、ウイルスには別の「細胞性免疫」が必要になります。細胞傷害性T細胞（Tc細胞）というものが、ウイルスに感染した細胞ごと破壊するのです。こちらも抗体と同じく、それぞれの病原体に特異的な細胞傷害性T細胞が存在します。

ワクチンは、こういった体にもともと備っている自然な免疫の仕組み、細菌やウイルスの特徴を利用するものです。

ウイルスである麻疹・水痘などの生ワクチンを接種すると、細胞内に入り込み、長期に渡って増殖します。体内でウイルスが増殖するたびに、感染細胞はTc細胞やマクロファージを活性化させるので、長期の細胞性免疫が成立するのです。

生ワクチンのほとんどはウイルスに対するものですが、例外は乳児の結核を予防するBCG。結核の病原体は結核菌という細菌ですが、普通の細菌とは違って細胞の中に入り込んで活動するため、細胞性免疫を誘導する生ワクチンが必要なのです。

一方、細菌であるヒブや肺炎球菌のワクチンは不活化ワクチンで、長期の細胞内潜伏や増殖が起こらないので、免疫は短期間で失われます。そのため、不活化ワクチンはブースター効果を期待し、繰り返し接種することがあります。

しかし、ウイルスでありながら、インフルエンザ・B型肝炎・ポリオ・日本脳炎は、不活化ワクチンです。これらのウイルスは細胞融解型といって感染細胞が融解することでウイルスが細胞外に遊離されるため、不活化ワクチンの液性免疫でも有効なのです。ただし、前述のヒブや肺炎球菌のワクチンと同様に、ブースター効果のために繰り返し接種することが必要です。

ワクチンで感染症を予防することができるのは、弱体化させたり無毒化させたりした病原体を接種することで、免疫（獲得免疫）が得られるためなのです。（宮原）

A

**体の自然な免疫の仕組み、病原微生物の性質をうまく利用するからです。**

〈参考〉齋藤 紀先『休み時間の免疫学』第3版　講談社
笹月健彦（監訳）『エッセンシャル免疫学』第3版　メディカル・サイエンス・インターナショナル

## Q7 ワクチンより自然感染のほうがいいのでは？

ごくまれに「ワクチンは効かないから自然感染したほうがいい」「感染症にかかったほうが強い免疫（抗体）が付く」という考えを聞くことがあります。

さらに、海外も含めごく一部の保護者の間では、小さな子どもが麻疹や水痘などの感染症にかかると、隔離するのではなく、反対に感染させるために子どもたちを集めて遊ばせる「麻疹（水痘）パーティ」「感染症パーティ」が行われることもあると聞きます。感染症にかかって苦しんだ後には自然と抗体が付くかもしれませんが、恐ろしい合併症を起こして後遺症が残ったり、命を失ったりするリスクは、ワクチンの副作用よりもずっと大きいのです。いったい何のために免疫を付けるのでしょうか。

**ワクチンの本来の目的は、強い免疫（抗体）を付けることではなく、感染症によって重大な後遺症を負ったり、亡くなったりするのを予防することです。結果的に強い抗体が付いたとしても、それ以前に重大な後遺症を負ったり、もしくは亡くなったりしてしまえば本末転倒です。**そして自然に感染したからといって、必ずしも強い抗体が付き、その効果が続くというわけでもありません。

自然な免疫がよいという考え方は、中国の想像上の生き物・獅子が我が子を谷底に落とし、這い上がってきた子のみを育てるという「獅子の子落とし」に似ていると思います。運がよく生命力が強い子どもは這い上がってきますが、それ以外の子どもは這い上がってくることができません。そして、どの子の運がよく生命力が強いのかは、誰にもわからないのです。

確かに、ワクチンの効果は１００％ではありません。ワクチンが効かない場合は、大きく分けて以下のような理由があると思います。なお、インフルエンザは不活化ワクチンですが、ウイルスの変異が多く、あたり・はずれもあるので分けて書くことにします。

## 〈生ワクチンの場合〉

生ワクチンは、①接種しても十分な免疫が付かない場合（一次性ワクチン不全：ＰＶＦ）、②数年後に免疫がなくなってくる場合（二次性ワクチン不全：ＳＶＦ）があります。

①に関しては、ワクチンの有効性が必ずしも１００％ではないからです。麻疹で5％ほどＰＶＦになるといわれています。接種しても無駄というわけではなく、麻疹と水痘のワクチンは感染者と接触しても72時間以内に接種すれば、予防効果があるといわれています。

②については、以前は様々な感染症に自然接触する機会があったため、予防接種によって付いた免疫が増幅される「ブースター効果」が得られ、免疫を長く維持できていました。でも、全体的な流行が比較的抑えられている現代では、様々な感染症と触れる機会が少なく、ブース

ター効果が得られにくくなったために、免疫がなくなってしまうことがあります。PVFやSVFに対応するため、最近は生ワクチンでも2回接種するようになりました。

近年、大人の帯状疱疹が増えています。帯状疱疹は、水痘（水ぼうそう）に感染してから数年から数十年後にかかるもの。水痘ウイルスは、治癒後も神経の奥に潜んでいることがあり、何かしらの原因で水痘の抗体が低下し、さらに体力が落ちたときに活性化して皮膚まで上がってくることがあります。これが帯状疱疹です。大人がかかると非常に痛くなることがあります。

近年は水痘が流行しておらず、自然のブースター効果が少なくなったために、帯状疱疹にもかかりやすいのです。そのため、50歳以上の帯状疱疹予防に水痘ワクチンが使われています。

〈不活化ワクチンの場合〉

不活化ワクチンによる免疫は、この章のQ6でも述べたように比較的短期間で失われます。例えば、スケジュール通りにワクチンを接種すると、百日咳ワクチン（4種混合ワクチン）の効果は5年ほどでなくなってしまいます。そのため、比較的軽症ですが、学童や成人で百日咳が流行することがあるのです。ですから、アメリカなどではブースター効果を期待して、学童や妊婦さんにも百日咳ワクチンを接種しています。

多くの国では不活化ポリオワクチンを4歳以降で追加接種していますし、破傷風トキソイドとジフテリアのワクチン（DT）は10年おきの接種を推奨していることも多いのです。

## 〈インフルエンザワクチンの場合（流行型の予測がはずれた場合）〉

インフルエンザは、毎年、ＷＨＯが南半球・北半球のそれぞれで流行するだろうウイルスの株を予測し、それを参考に各国でワクチンの株を決めます。インフルエンザワクチンの効果は接種1か月後までにはピークに達し、おおむね3～4か月後には徐々に低下していきます。つまり、ワクチンの型が合えば、ほぼひと冬は効果が続くのです。ところが、インフルエンザの株は変異しやすい（特にA型）ので、予想が外れることがあります。

ウイルスの型が似ていれば、それなりに抗体が付くこともありますが、他のワクチンに比べて非常に効くということはありません。それでもインフルエンザワクチン接種が推奨されるのは、入院、ＩＣＵ（集中治療室）入室、死亡する確率を減らすことがわかっているからです。

日本のデータでも、6歳未満児におけるインフルエンザワクチンの予防効果は42～69％で、入院防止効果は71～72％と報告されています（※1）。よく「家族全員でインフルエンザワクチンをしたのに、全員インフルエンザにかかってしまった」という声を聞きますが、じつは入院や重症化を防いでいたのかもしれませんね。

「ワクチンを接種していたのに感染してしまった」という話は、インフルエンザ以外でも耳にします。ただ、もしも感染してもワクチンを受けたことにはメリットがあります。例えば、ワクチンを受けていても麻疹にかかることはありますが、大体は軽症で感染性も弱いのです。

これを「修飾麻疹」と呼びます。

周囲で水痘などが流行している場合は、ワクチンを2回接種していても、残念ながら水痘に感染することがあるかもしれません。しかし、実際にかかってしまっても、ワクチンを接種していれば軽症ですむことが多く、重症化を免れる場合が多いのです。

ただ、医療関係者のいう「重症化」は、死亡したり、後遺症が残ったり、入院したりした場合を指します。一般の人のいう「重症化」は、高熱が出たり、苦しんだり、学校や仕事を休んだりした場合であることが多く、ギャップがあることも覚えておいてくださいね。

そして、自然感染での免疫も、現在の予防接種での免疫も、体の中で起こる反応の原理は同じもの。同じものであれば、より安全な方法をとったほうがいいと私は思います。（宮原）

A

**自然感染には大きなリスクがあるから、ワクチンの接種がおすすめです。**

※1　Katayose M, Hosoya M, Haneda T, et al. Vaccine 2011; 29: p. 1844-9

# Q8 接種したい人だけがしたらいいと思うのですが

まれに「ワクチンを接種したい人だけがすれば、自分の身を守ることができるし、問題ない」という主張を聞くことがあります。これは大きな間違いです。

自分が重い感染症にかからない、またはかかっても軽くすむように、ワクチンを接種することを「個人防衛」といいます。もうひとつ、ワクチンを接種できる人たちがきちんと接種することによって地域での流行を防ぐという「社会防衛」があり、これも個人防衛と同じくらい大切なことなのです。

かつての予防接種行政は、社会防衛を主眼とした強権的なものでした。個人的な被害が軽視されていた時代もあり、その反動で集団接種などの「社会防衛」が否定されたときもありました。しかし、今では個人的な被害が最小限になるよう配慮されていますし、そもそも個人防衛だけでは感染リスクの高い人を守ることはできません。

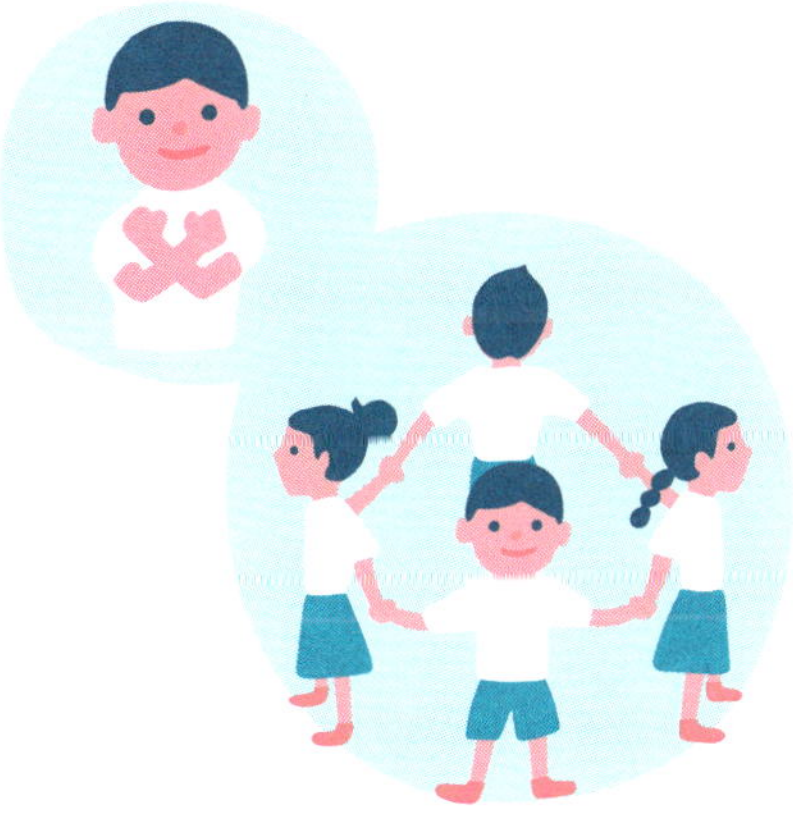

ワクチンで防ぐことのできる感染症（VPD）の犠牲になりやすいのは、一般的に免疫が十分ではない人たちです。例えば、白血病や免疫の病気で免疫抑制剤を使用している場合は、生ワクチンは原則として禁忌ですし、不活化ワクチンを打っても効果が十分ではないことがあります。それなのに、免疫抑制状態にある人が水痘にかかると、ときとして命にかかわります。また、免疫抑制状態の人や0歳児が麻疹にかかると、後で亜急性硬化性全脳炎（SSPE）という死に至ることもある恐ろしい病気になりやすいのです。

ですから、**免疫抑制状態にある人たちを守るためには、まわりの多くの人たちが予防接種をする必要があるのです。これを「コクーン戦略」と呼びます。**コクーンというのは繭《まゆ》のこと。「まわりの人がワクチンを接種することで、ワクチンを接種できない人たちを繭に包まれた状態にして感染から守る」というものです。

感染症のリスクが高いのは、ワクチンを打っても免疫が付きにくい人、ワクチンを接種する前の赤ちゃんも同じです。妊婦さんも生ワクチンを接種できません。こういう人たちのために周囲の人たちがワクチンを接種することも、コクーン戦略です。

集団で免疫を付けることを「集団免疫（群れ免疫）」といいますが、多くの人がワクチンを接種すると、感染の拡大を防ぐことができます。一般的に感染力が強い（一人の感染者が、より多くの未感染者を感染させる）病気ほど、高い接種率（集団免疫閾値）が必要です。流行を抑えるには、麻疹では95％、風疹では85％程度の接種率が必要とされています。

現代社会において、他者と全く関わりのないまま生活することは困難です。また、家族も含めて自分たちが免疫的に弱者にならないという保障はどこにもありません。

想像してみてください。我が子を水ぼうそうにかからせて本物の免疫を付けさせたいと思っていたところ、その子どもが白血病になってしまったとしたら……。そうしたら、今度はまわりの人に水ぼうそうのワクチンを接種するようにお願いしたくなるでしょう。また、自分の子どもが水ぼうそうにかかったとき、直前まで遊んでいたお子さんが白血病や免疫不全だったとしたら、その子を被害者に、我が子を加害者にしてしまうかもしれません。

だからこそ、「集団免疫」の必要性を否定することはできないと私は思います。（宮原）

| 感染症 | 集団免疫閾値(%) |
|---|---|
| 麻疹 | 91-94 |
| 流行性耳下腺炎 | 86-93 |
| 風疹 | 83-94 |
| 百日咳 | 90-94 |
| ジフテリア | 75-80 |
| 水痘 | 86-91 |
| ポリオ | 80-86 |

※1より引用

A

**接種率が低下すると感染症が蔓延するし、ワクチンを打てない人が犠牲になります。**

※1　Pedro Plans-Rubió. Hum Vaccin Immunother. 2012 Feb;8(2):184-8

# Q9 ワクチンの効果はどうしたら確かめられる？

何かの病気になったとき、薬を飲んで症状が改善すると、「薬のおかげで治った」と効果を実感する人が多いでしょう。

しかし、ワクチンは違います。ワクチン接種後に「病気を予防できずにかかってしまう人」と「ワクチンの副作用で苦しむ人」は、どちらも少数です。ほとんどの人は「ワクチンを接種しても何も起こらない人」です。

何も起こらなかった人の中には、病気や後遺症を予防できた人がたくさんいますが、実感はありません。だからこそ、「病気を予防できずにかかってしまう人」と「ワクチンの副作用で苦しむ人」が目立ち、やはりワクチンには効果がないと思う人が出てくるのです。

では、ワクチンが効いているかどうかは、どうしたらわかるでしょうか？

**Aという病気を防ぐ「Aワクチン」が効くかどうかを確認するには、〈Aワクチンを接種した人〉と〈Aワクチン接種していない人〉で、Aという病気にかかった人の数がどのくらい違うかを確認して比較する必要があります。**つまり、ワクチンの有効率を調べるには、次のような式を使います。

**ワクチンの有効率＝（非接種者の発症率−接種者の発症率）÷非接種者の発症率　×100（%）**

Aワクチンを接種した人たちだけにA感染症が全くなければ、有効率は100%です。逆に両者の発症率が同じであれば、ワクチンの有効率は0%になります。

「ワクチンの有効性が60%」と聞くと、「100人がワクチンを接種したら、そのうちの60人は病気にならない」というわけではありません。

例えば、ワクチンを接種した群と接種していない群100人ずつで比較します。ワクチンを接種していない群では50人が発症し、ワクチンを接種した群では20人が発症した（30人の発症を防いだ）とします。すると、有効率は（0・5−0・2）÷0・5×100＝60%です（グラフⒶ）。

100人が接種して80人発症しなかったら、有効率は80%というわけではありません。もし接種しなかった群も100人中80人が発症しなければ、有効率は0%です（グラフⒷ）。有効かどうかを調べるためには、ワクチンを打った人だけではなく、打っていない人と比べる必要があるのです。

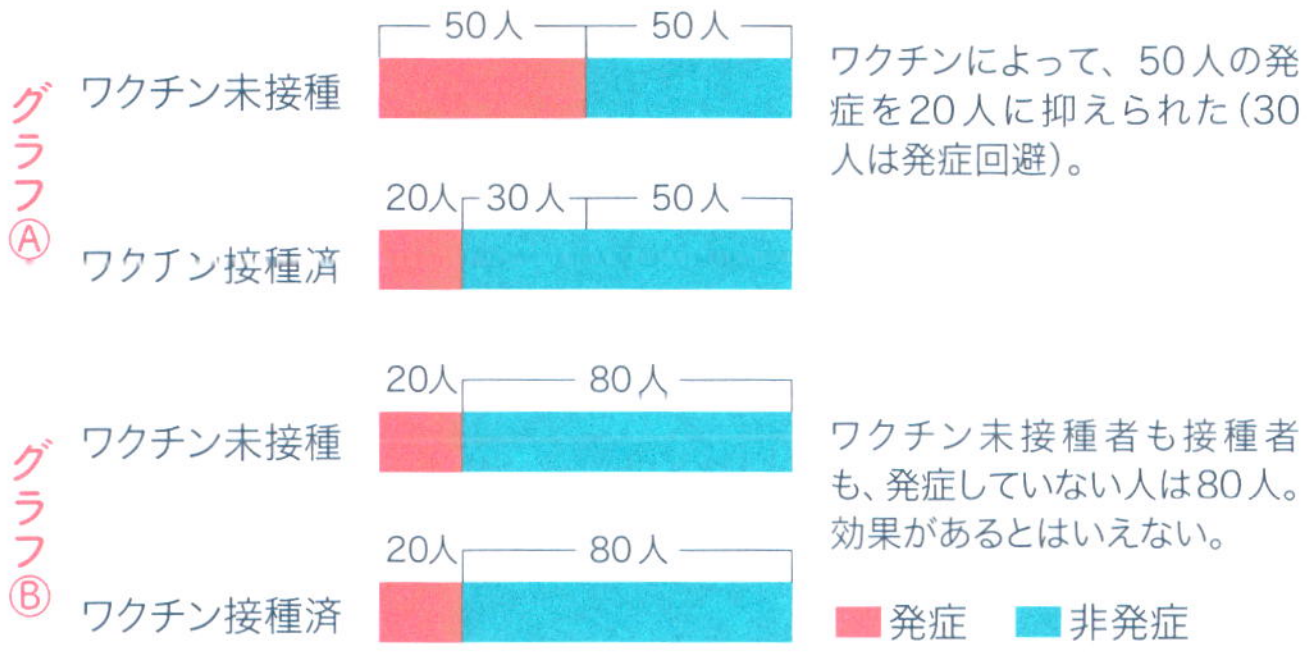

ワクチンによって、50人の発症を20人に抑えられた（30人は発症回避）。

ワクチン未接種者も接種者も、発症していない人は80人。効果があるとはいえない。

近年になって開発されたヒブワクチンやロタワクチンなどは、実際に〈ワクチンを接種する人たちの群〉と〈偽のワクチン（プラセボ）を接種する人たちの群〉を比較して効果を検証しています。

その一方で、麻疹ワクチンや百日咳ワクチンなど、以前から開発されていたものに関しては、効果が明らかであることからあえて検証はしていません。偽のワクチンを接種する群に明らかな不利益があるからです。

しかし、何かしらの理由でワクチンが接種できなくなってしまい、結果としてワクチンの効果が再確認された事例はあります。日本で百日咳入りのワクチンが一時期中止になったときには、多くの赤ちゃんが百日咳にかかって犠牲になりました（114、156ページ参照）。このような形でワクチンの効果を知るのは、とても悲しいことです。（宮原）

## A ワクチンを接種した人と接種していない人の、感染症の発症率を比べましょう！

# Q10 ワクチンを接種するメリット、デメリットを教えて

ワクチンを接種するかしないかを決めるためには、ワクチンを接種するメリットとデメリットを客観的に比べる必要があります。

ただ、「ワクチンのおかげで病気を予防できた」ということは一見すると何も起こらないことなので、ワクチンのメリットはなかなか感じられないかもしれません。

ですから、私はワクチンのメリット・デメリットを考える際には、**「ワクチンを接種するメリットとデメリット」と「ワクチンを接種しないメリットとデメリット」の両方について考える必要がある**と思います。それぞれを挙げてみましょう。

**〈ワクチンを接種するメリット〉**

最大のメリットは、インフルエンザワクチンなどを除いて、たった1～数回の接種で危険な感染症を長く予防できることです。自分だけでなく、他の人たち、特に大切な家族を感染させるリスクも減ります。感染症にかかったとき、ご自身には問題がなくても、感染させた家族に後遺症が残ったり死亡したりしないという保障はどこにもないのです。

## 〈ワクチンを接種するデメリット〉

医療機関へ行かなくてはいけないこと、痛いこと、ごくまれに副反応が起こることでしょう。発熱や腫れなどの副反応が報告されていますが、ほとんどは感染症にかかるデメリットよりも軽いもの。思春期以降は「血管迷走神経反射性失神」という失神に気をつけないといけませんが、多くは一時的なものです。例外は以前、日本でも使われていた生ポリオワクチンで、実際に接種したことによって麻痺が残る人がいました。ポリオの自然感染がない現在の日本で、リスクの高い生ポリオワクチンを使う必要はありません。今では麻痺を起こさない不活化ポリオワクチンが使われています。

## 〈ワクチンを接種しないメリット〉

医療機関に出向く必要がなく、痛くなく、副反応に怯える必要がありません。人によっては、自然感染で本物の免疫が得られると思う方もいるかもしれません。

## 〈ワクチンを接種しないデメリット〉

最大のデメリットは、感染症で苦しむリスクが高いこと、場合によっては重い後遺症を負ったり、命を失ったりすること。それから予防接種を開始する前の赤ちゃん、抗体の付きにくい人、病気などの理由で予防接種ができない人たちを感染させる恐れがあることです。

また、学業に差し支えることもあります。例えば、2010年に秋田県大館市で麻疹が流行したとき、市の教育委員会はワクチン未接種の児童生徒を出席停止措置にして感染拡大を防ぎ、ワクチン接種を促しました（※1）。さらにワクチン未接種の場合、海外では入学・受講が原則としてできず、日本でも教育・医療系の学校や職場に入れない場合があります。

その他、病気やケガで入院するときにも、予防接種歴がないと、他の患者さんに感染症をうつす危険性が高いので、受け入れ可能な病院が限られます。地震などの災害後に破傷風などの感染症にかかるリスクが高いのもデメリットでしょう。有事にワクチンを接種できるとは限りませんし、キャッチアップ（決められた期間後の接種）は原則として全額自費です。

こうして挙げると、普段は見えづらい「ワクチンをしないことのデメリット」が確実に存在することがわかりますね。メリット・デメリットを冷静に比較してみましょう。（宮原）

**A**

**接種するメリット／接種しないデメリットは見えづらいので見落とさないことが大切。**

※1　秋田県健康福祉部『麻しん排除への取り組み－秋田県』病原微生物検出情報（ＩＡＳＲ）
http://idsc.nih.go.jp/iasr/31/360/dj3604.html

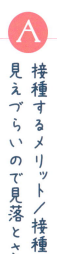

## ビル・ゲイツ氏が人口を削減しようとしてる？

ある日、ワクチンについて検索したところ、驚くような陰謀論が出てきました。曰く「ビル・ゲイツはワクチンを使って増えすぎた人口を減らそうとしている」と。

ビル＆メリンダ・ゲイツ財団は、ワクチン開発、途上国での予防接種の慈善事業などを含む感染症対策プログラムを行っています。教育や医療といった政府や企業にとってすぐに成果や利益を出しにくい分野に人材と予算を投じることで、世界をよりよくしようとしているのです。

ビル・ゲイツはインタビュー記事や動画で、確かに「ワクチンによって人口が減少する」と言っています。ただし、それはワクチンによって子どもが死亡するのではなく、「子どもの病気や死亡が減ることで、多産多死でなくなるからだ」と続けています。インタビューを途中で切って批判するのはおかしなことです。

でも、医療に詳しくない人が、そんなまとめ記事を見たら、ワクチンを怖いものだと誤解してしまうかもしれません。

人はよくわからないことが起こるとストーリーを作り、理解した気持ちになりたいものです。その際、誰かを悪者に仕立てると一見、説明がつくような気がします。また、こうあってほしいと思うと、様々な情報の中から願望に合う事実だけを採用します。そして、「自分だけは隠された真実を知っている」という優越感に引き寄せられることもあるようです。

世の中には多種多様なデマがあり、自分の詳しい分野でないとだまされてしまうかもしれません。お互いに気をつけましょう。（森戸）

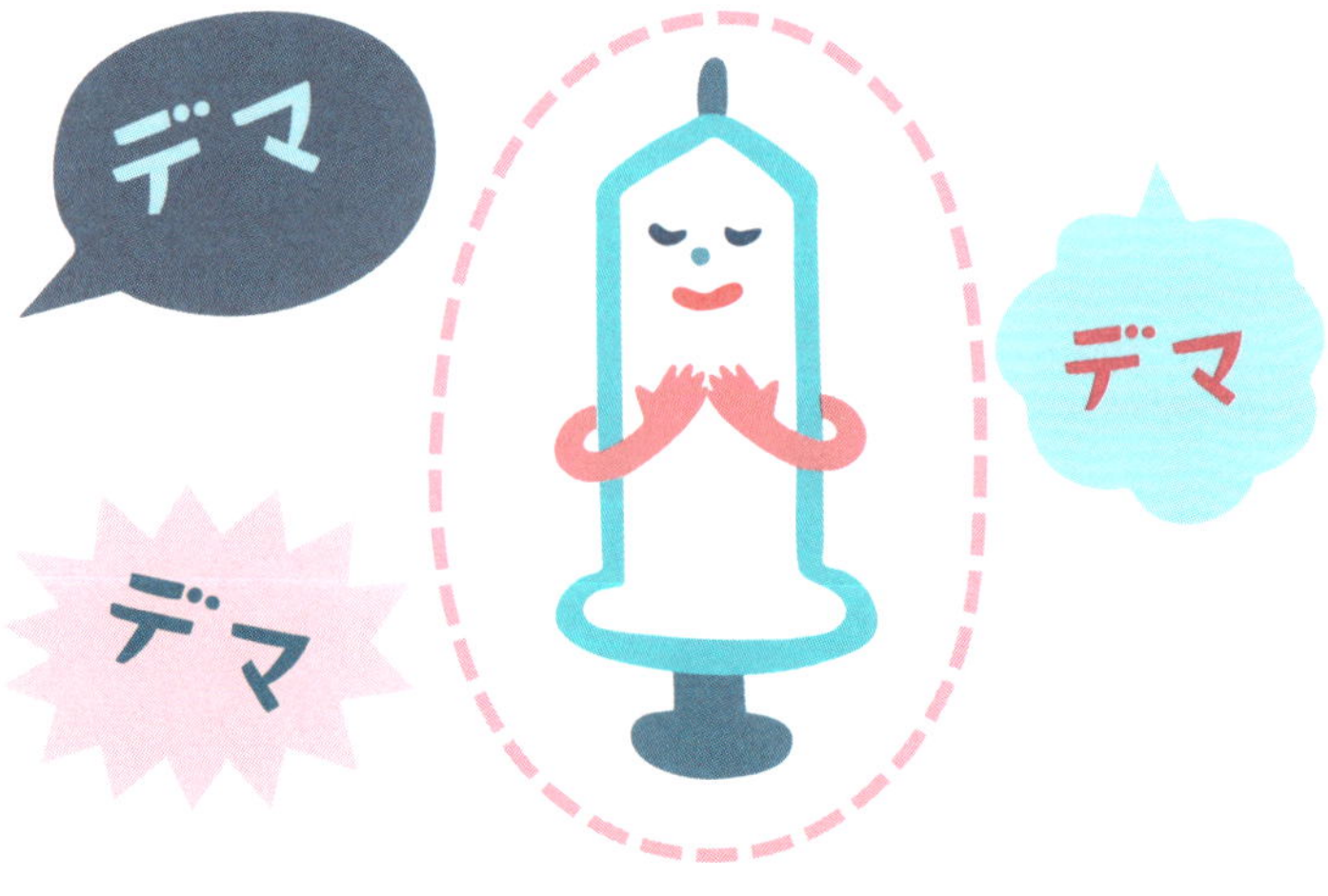

# 第3章

# 予防接種の疑問と不安

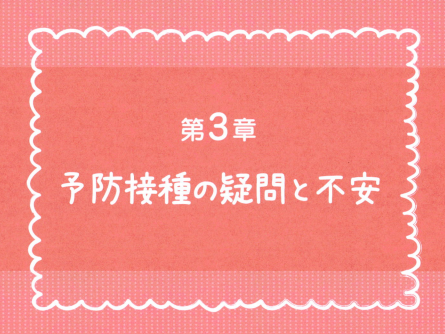

# Q1 副反応ってどういうものなの？

**副反応とは「ワクチン接種によって起きる、本来の目的（免疫を付ける）以外の反応」**です。副反応には、必ず因果関係があります。

この副反応の他に「有害事象」という言葉があります。**ワクチンを含めた薬物を投与した後に生じた好ましくない症状などをすべてまとめて有害事象といいます。因果関係は必ずしも問いません。**

例えばクリニックでワクチンを接種した帰りに交通事故に遭った場合も有害事象です。有害事象において、事故はワクチンを接種したことで一時的な意識消失を起こして倒れたのか（因果関係あり）、全く関係がないのか（因果関係なし）は問いません。

厚生労働省は今までは有害事象も含めて「副反応」といっていて非常に混乱しやすかったですが、最近は「副反応の疑い」という表現を使うようになってきています。

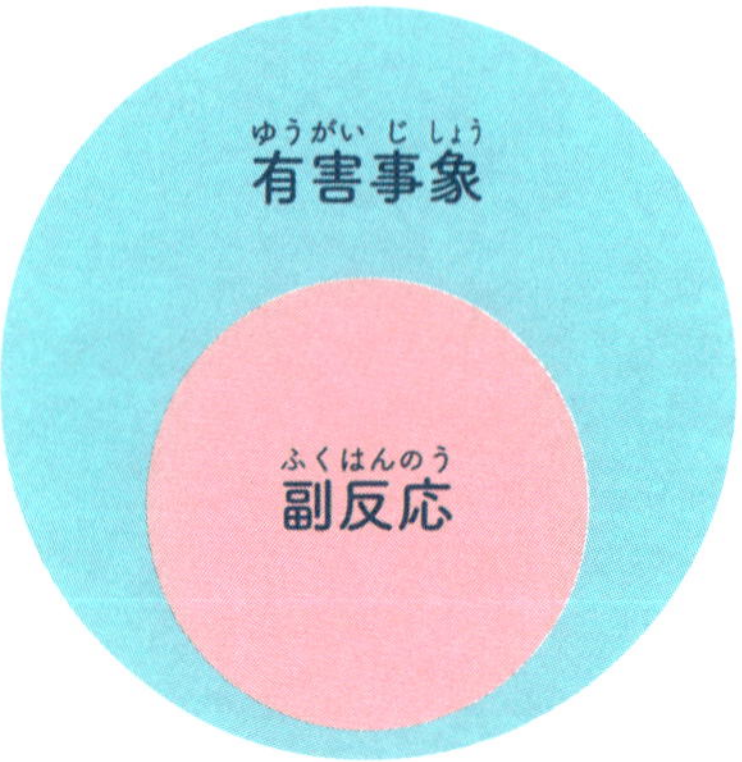

なお、副反応と副作用は、ワクチンによるものを「副反応」、薬によるものを「副作用」といっているだけで、英語では同じ「side effect」です。

私は日本で「副反応」とされるものには大きく分けて4種類があると思います。

①発熱・腫脹などの軽微なもの：受け入れるべき
②アナフィラキシー・脳炎などの重篤なもの：原則避けるべき
③因果関係のない「紛れ込み」：区別すべき
④様々な意図を持って作られた「フェイク」：注意すべき

①について、接種後の一時的な発熱や腫れなどの軽い副反応は、ワクチンのメリットを考えれば受け入れるべきものだと思います。

②については、最近のワクチンは改良されていて、以前と比べると大幅に減っています。例えば、日本では1980年代にポリオの自然感染はなくなっていたにもかかわらず、以降は生ワクチン由来のポリオで麻痺を起こす子どもや保護者が、毎年2～4人程度いました。しかし、2012年に麻痺の起こらない不活化ポリオワクチンが導入されてからは出ていません。

その他、10万人あたり2～3人ですが、先天的な免疫不全が見つかっていない状態で、生ワクチンであるBCGを接種して重症化することがあります。踵から採血をする「新生児マススクリーニング」で早期発見できますが、2019年現在、日本ではまだ全国的には導入されていません。

③の「紛れ込み」については、例を挙げて説明します。2011年3月2～4日に、小児肺炎球菌ワクチンとヒブワクチンを含む複数のワクチンの同時接種後に乳児4人が死亡したことが報告され、厚生労働省は3月4日に小児肺炎球菌ワクチンとヒブワクチンの同時接種を一時的に見合わせることを決定。3月24日の厚生労働省会議では、解剖所見やカルテ、疾病の経過や基礎疾患の重篤度等について可能な限り詳細な情報を入手したうえで評価を行い、直接的な因果関係がないことから同時接種の再開が決められました。

このうちの多くは睡眠中に亡くなっていて、約7000人に1人の赤ちゃんが原因不明で亡くなってしまう「乳児突然死症候群（SIDS）」ではないかというのが大勢の意見です。ちょうどワクチンを受けた時期と重なってしまったのでしょう。

ワクチンを中止してヒブや肺炎球菌による重症な細菌性髄膜炎や敗血症で命を落とす赤ちゃんが生まれてくるリスクに比べて、本当にあるかどうかわからないワクチン接種によるリスクははるかに小さいため、再開が決定されたのです。

実際、**2013年にヒブワクチンと肺炎球菌ワクチンが定期接種になってから、細菌性髄膜炎によって命を落としたり、後遺症が残ったりする子どもはほとんどいなくなりました。**

ワクチンによって日本で細菌性髄膜炎がどの程度減ったかがわかる、有名なデータがあります。鹿児島大学の医師・西順一郎氏が、鹿児島県内での細菌性髄膜炎の発生数を調べた「小児細菌性髄膜炎・菌血症の疫学研究」で、鹿児島スタディとも呼ばれるものです（※1）。

下の**図1**からは、2008年に導入され、2013年に定期接種となったヒブワクチンのおかげで、ヒブによる髄膜炎は減っていることがわかります。

一方、**図2**を見ると、肺炎球菌によるIPD（菌血症・髄膜炎）は、2010年に小児肺炎球菌ワクチンが導入されて一度は減少しているものの、2013年頃より再び増加。当時のワクチンは7価（PCV7）で、このワクチンではカバーしきれない株による感染が増えたからです。2013年以降のIPDのほとんどがPCV7でカバーしきれないものでした。

**図3**のように2013年に現行の13価のワクチン（PCV13）が導入され、2015年より再び減少。PCV13でもカバーしきれない株があるためIPDはゼロにはできませんが、毒性は弱く、合併症・後遺症や死亡した例はゼロです。

図2　鹿児島県の小児IPD症患者数の推移

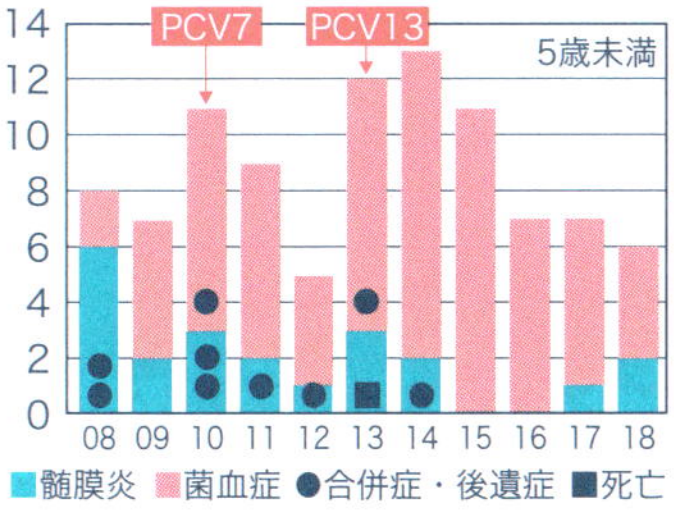


図3　鹿児島県のIPD原因血清型の年次推移

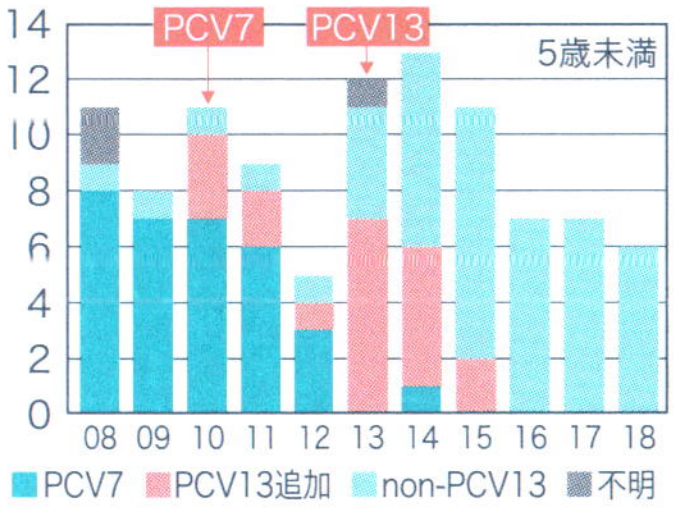


※2より

図1　鹿児島県の小児インフルエンザ菌髄膜炎・菌血症患者数の推移

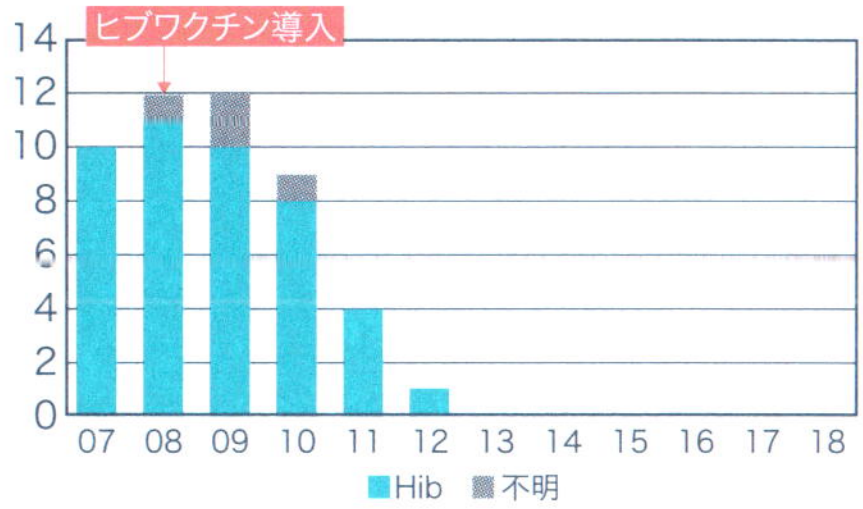

２０１１年にヒブワクチンや小児肺炎球菌ワクチンの定期接種が中止されなくて、本当によかったと思います。

④については、しっかりと区別しなくてはいけません。最近、欧米で予防接種率が低下して麻疹が流行した最大の理由は、ウソの副反応の情報が広まってしまったことなのです。

なお、日本で報告されたSIDSは同時接種が問題になった２０１１年は１４８名、同時接種が普通に行われている２０１７年は77名とほぼ半減しています(※2)。同時接種でSIDSが増えることはなさそうです。

有害事象を含めてワクチンの副反応はゼロにはできませんが、極めて安全性が高い証拠は集まってきています。だからこそ、多くの医師が予防接種をすすめているのです。（宮原）

## A ワクチンによって起きる免疫を付ける以外の反応です

※1 西順一郎「鹿児島県小児細菌性髄膜炎・菌血症の疫学研究 ２００６年〜２０１８年」
https://kicnet.wixsite.com/microbiology

※2 厚生労働省「11月は『乳幼児突然死症候群（SIDS）』の対策強化月間です」
https://www.mhlw.go.jp/stf/houdou/0000181942_00001.html

## Q2 副反応が怖くてワクチンを打てません

ワクチンの副反応は、確かに怖いですよね。ネットで検索すると、ワクチンの副反応が怖くなるような根拠のない情報が多く見つかります。しかも、マスコミはよく「ワクチンは危険だ」という報道をしますが、「ワクチンは安全だし、病気を激減させた」という報道はほとんどしません。だから、保護者のみなさんが心配になるのも当然でしょう。

先にも述べたように**副反応の確率は、昔に比べて格段に下がっています。しかも、昔は「副反応」とされていたものが、じつは副反応ではなかったという事実も明らかになったりしているのです。**

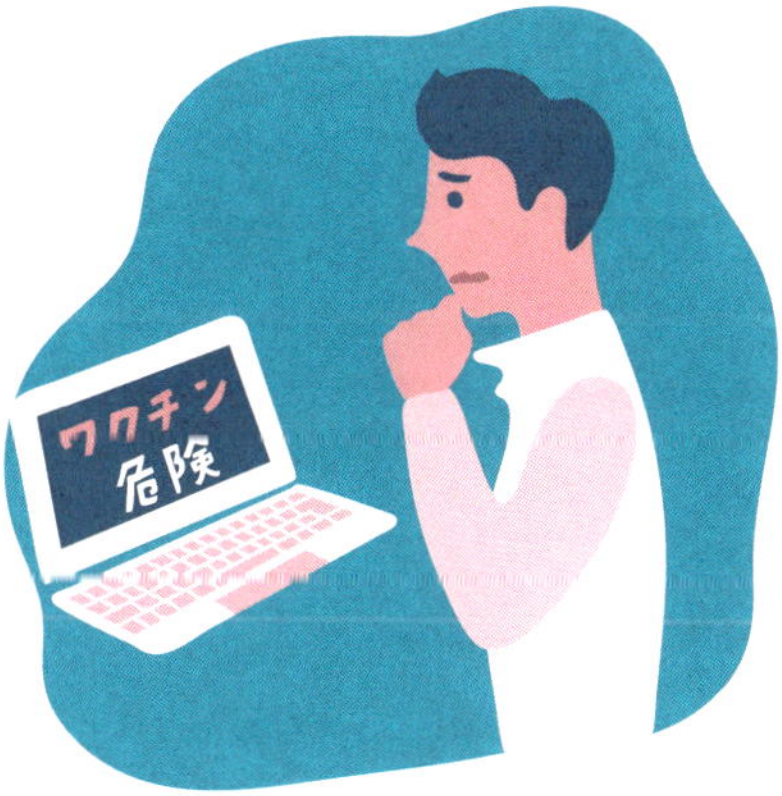


以前、アメリカで、DPTワクチンを接種すると副反応で脳症になって痙攣して知的発達にも問題が出るといわれましたが、そのほとんどが先天性のてんかん「ドラベ症候群」だとわか

りました（※1）。発症時期が生後3～4か月で、DPTワクチンの接種時期と重なるのです。今ではよい薬もでき、ドラベ症候群でもてんかんの頻度をある程度はコントロールできるようになりました。もしもワクチンのせいにされたままなら、ドラベ症候群の子どもは治療の機会を失っていたでしょう。

さらに、**副反応の怖さと自然感染した場合の怖さは天秤にかける必要があります。**

例えば、おたふく風邪ワクチンでは、数千人に1人の割合で発熱や嘔吐などが起こる無菌性髄膜炎になることがあります。しかし、おたふく風邪に自然感染した場合は100人に1～2人（資料によっては3～10名）が無菌性髄膜炎になりますから、それに比べると副反応の頻度は格段に低く、重症にもなりにくいものです。

さらに、おたふく風邪になった後、難聴になることがあります。一般的には片耳が難聴になりますが、両耳が難聴になるケースもあり、しかも一度かかったら治療法はありません。以前は自然感染で1・5万人に1人に起こるものだといわれていましたが、最近は200～1000人に1人といわれて

**おたふく風邪の自然感染の症状とワクチンの合併症**

| 症状 | 自然感染 | ワクチン |
|---|---|---|
| 耳下腺炎 | 70% | 3% |
| 無菌性髄膜炎 | | |
| 　細胞増多 | 50% | 不明 |
| 　病候性 | 3～10% | 1/1,000～10,000 |
| 脳炎 | 2～30/10,000 | 4/1,000,000 |
| 難聴 | 1/400～20,000 | ほとんどなし※1 |
| 睾丸炎 | 25%※2 | ほとんどなし |
| 　両側腫脹 | 10%※2 | ほとんどなし |
| 乳腺炎 | 15～30%※2 | ほとんどなし |
| 卵巣炎 | 5%※2 | ほとんどなし |
| 膵炎 | 4%※2 | ほとんどなし |

※1 詳細な頻度は不明
※2 思春期以降の頻度（小児ではまれ）
庵原俊昭：臨床と微生物32(5)：481，平成17(2005)年

います(※2)。一方、おたふく風邪ワクチンは600万本が出荷されて、難聴の報告は4例のみです(うち1例は自然感染によると考えられる)(※3)。

「病気で子どもが死ぬのは自然なことだから仕方がないが、予防接種による被害は人為的なことだから許されない(※4)」という考えの人は、副反応が600万分の4の確率でも我慢ならないかもしれません。ただメリットとデメリットを比べて、接種すべきかどうかをよく考えてみるべきです。私は、子どもへのリスクは極力少なくしていきたいです。

他の感染症についても、同じように自然感染した場合のリスクと、ワクチンのリスク(副反応)の大きさを比べてみることをおすすめします。(宮原)

## A 副反応と自然感染のリスクの大きさを正確に比べてみましょう!

※1　McIntosh AM et al. Lancet Neurol. 2010 Jun;9(6):592-8.
※2　橋本裕美　国立感染症研究所「小児科からみたムンプス難聴について」(IASR Vol. 34 p. 227-228: 2013年8月号)https://www.niid.go.jp/niid/ja/iasr-sp/2254-related-articles/related-articles-402/3789-dj4025.html
※3　中山哲夫『感染症TODAY』「おたふくかぜワクチンの副反応」http://medical.radionikkei.jp/kansenshotoday/_pdf/kansenshotoday-181107.pdf
※4　畝山智香子『「安全な食べもの」ってなんだろう?　放射線と食品のリスクを考える』日本評論社

# Q3 なぜ周囲にない感染症のワクチンが必要なの？

2019年以降、日本では今まで流行しなかった感染症が流行っています。

一つは麻疹です。日本はいったん麻疹の排除状態になったにもかかわらず、ワクチンをしていなかったグループから再び広がったといわれています。

もう一つが、風疹です。1962年4月2日〜1979年4月2日生まれの女性は、中学生時に風疹ワクチンの定期接種がありましたが、男性はありませんでした。風疹の抗体のない人が外出すると、風疹に感染するだけでなく、感染を広めるリスクも高くなります。

また、**妊娠中の女性が風疹に感染すると、胎内の赤ちゃんが先天性心疾患や難聴や白内障などを起こす「先天性風疹症候群」になるリスクもあるのです。その確率は、妊娠初期に感染して発症した場合、なんと50％以上。**しかも、妊婦さんが自然感染やワクチンなどによってある程度抗体を持っている場合でも、身近に強い感染源（パートナーや上の子ども）があると、妊婦自身は風疹にかからなくても胎児が先天性風疹症候群にかかるケースもあります。風疹の流行は、風疹に免疫のない男性集団がいる限り、繰り返されることでしょう。

おおまかですが、風疹ワクチンの接種状況と生年月日について表にしてみました。1987

年10月2日より前に生まれた男女、特に１９７９年４月２日より前に生まれた男性は抗体が不十分な可能性が高いです。

１９６２年４月２日〜１９７９年４月１日生まれで接種条件に該当する男性は、２０１９年度から3年間、風疹の抗体検査および抗体が低い場合の予防接種（ＭＲ５期）を公費で受けられます。詳しくは市区町村に問い合わせて、当てはまればぜひ受けてください。**独自の補助をつけている地方自治体もあります。**

この他にも、百日咳のように静かに広まっている感染症や、海外から入ってくる感染症もあります。日本でポリオウイルスが根絶されて30年以上も経つのに、今なおポリオワクチンが必要なのは、世界中の様々な国でポリオが流行しているからです。このように他の感染症も、世界の別の国では流行していて、人の行き来がある以上は日本に入ってくる可能性をゼロにはできません。

すると「海外から入ってこないようにすればいい」という意見が出てくるものですが、２００９年に日本では新型インフルエンザウイルスが持ち込まれるのを阻止するため、厚生労働省が水際作戦を実行しましたが、結局は抑え込むことができませんでした。ですから、ワクチン接種を中止した状態で海外からウイルスが入ってくると、例え日本

**風疹ワクチンの接種状況と生年月日**

| | 現在〜1990年4月2日 | 1990年4月2日〜1987年10月2日 | 1987年10月2日〜1979年4月2日 | 1979年4月2日〜1962年4月2日 | 1962年4月2日〜 |
|---|---|---|---|---|---|
| 男性 | 2回 *1 | 幼児期に1回 | 中学生のときに1回 | 接種なし（MR5期の対象） | 接種なし |
| 女性 | 2回 *1 | 幼児期に1回 | 中学生のときに1回 | 中学生のときに1回（集団接種） | 接種なし |

＊1　通常1歳から接種

で現在は流行していない感染症でも、あっという間に広がってしまうかもしれないのです。

じつは動物の世界でも、日本ではなくなった感染症なのに接種が義務付けられているワクチンがあります。それは犬の狂犬病ワクチン。日本は数少ない狂犬病のない「清浄国」です。かつて野犬などの狂犬病の動物を殺処分し、飼い犬のワクチン接種を義務化した結果です。

一方、同じ清浄国でもオーストラリアでは狂犬病ワクチンを義務化しない代わりに、海外からの検疫を徹底して狂犬病が入ってこないようにしています。

犬のワクチン接種を義務化するか、ワクチン接種を義務化しない代わりに検疫を厳しくして、ときには犬を殺処分しうる対策をとるかは、価値観も違うため、議論があっても当然かもしれません。しかし、人間ではそういうわけにはいきません。**世界のどこかで、その感染症が流行している限り、日本ではなくなったと推測されていても、大体の場合はワクチンを接種し続ける必要があるのです。**（宮原）

## A 海外との行き来がある以上、様々な感染症が入ってくるからです。

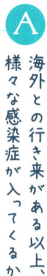

# Q4 ワクチンの接種は遅らせたり早めたりしたらダメ？

0〜1歳の子どもは弱々しく見えるため、「生まれたばかりの赤ちゃんに針を刺すなんて」「少し大きくなってからワクチンをしたほうがいいのでは」と思う人もいるかもしれません。

しかし、赤ちゃんの時期にワクチンを接種することには理由があります。赤ちゃんの免疫機能は十分でなく、胎内でお母さんから「移行免疫」をもらいますが、例外があります。一つは百日咳。母体からの移行抗体が期待できないため、赤ちゃんがかかると重症化しやすく、ときに命にかかわります。もう一つはRSウイルスで、移行抗体があるにもかかわらず、赤ちゃんはRSウイルスに感染しやすいのです。赤ちゃんがRSウイルスにかかると、細気管支炎になり重症化しやすく、特に早く生まれた赤ちゃんや心臓や肺に病気がある赤ちゃんはより重症化しやすく、ときとして命にかかわります。そのため、早く生まれた赤ちゃんや心臓や肺などに病気がある赤ちゃんには、人工的に作られたRSウイルス抗体を注射することがあります。この抗体は短期間で減ってしまうため、流行期間は毎月注射する必要があるのです。

そして、母親からの移行抗体は生後半年頃になくなるため、その頃から赤ちゃんは風邪などの感染症にかかりやすくなります。風邪ならいいのですが、例えば細菌性髄膜炎にかかってしまうと命にかかわります。このような病気にかからないようにするために、ワクチンの接種が必要なのです。ヒブワクチンや小児肺炎球菌は生後2か月から接種を始めて、初回の3回を生後6か月までに受け終えるようにしましょう。

一方、反対に「病気になるのが怖いからワクチン接種を早めたい」という声もあるでしょう。多くの国々では生後2か月から百日咳ワクチンを含む混合ワクチンを接種できますが、日本では生後3か月からです。1か月の違いですが、このギャップのために命を落とした赤ちゃんもいます。しかし、**ワクチンの接種年齢は、定期・任意の時期や添付文書、流行状況や環境、低年齢で接種した場合の免疫の付き方や副反応などを総合的に考えなければいけません。**

例えば、麻疹ワクチンは生後6か月頃から接種できるといわれています。しかし、効果は不十分で、1歳になったら（前回のワクチンから少なくとも27日以上の間隔を開けて）再接種が必要になります。麻疹が流行していなければ、原則として1歳からの接種が最適です。

日本脳炎は生後6か月から定期接種できます。西日本のみならず日本脳炎患者が発生した地域では早めに接種したほうがいいでしょう。千葉県では生後10か月の赤ちゃんが日本脳炎にかかったという報告もあります[※1]。3歳未満の場合は接種量が半分の0.25㎖となりますが、免疫の付き方に大きな変化はないようです。こちらは再接種などの必要性はありません。

母親がB型肝炎のキャリア（ウイルス保持者）の場合は、赤ちゃんは生後すぐにB型肝炎ワクチンとグロブリン（HBIG）を接種する必要があります。

ＢＣＧは、結核の流行地域では早めに接種したほうがいいと思います。しかし、早く接種すると骨髄炎などの副反応が多くなります。また、免疫不全症候群でないことがはっきりわかっていない状態でＢＣＧを接種するのも不安が残るところです（85ページ参照）。

私自身は、Ｂ型肝炎・日本脳炎などは、日本の通常スケジュールよりも早めに接種したほうがいいのではないかと思います。しかし、早すぎると定期接種にならないかもしれませんし、何を早めに接種したほうがいいかは、かかりつけ医と相談したうえで考えましょう。

そもそも早めに接種する必要があるのは感染症が広まっているからであり、原因の一つは接種率の低下です。２０１９年に国際的な麻疹の流行に伴い、アメリカでは海外旅行をする生後６か月以降の赤ちゃんはＭＭＲワクチンをするべき、と呼びかけています（※2）。全体的な感染者が減れば、赤ちゃんなど弱い人たちを感染させるリスクも減るのです。（宮原）

## A

**免疫が付きやすく副反応が少ない推奨時期に接種するのが基本です。**

※１　国立感染症研究所.「２０１５年夏に千葉県で発生した日本脳炎の乳児例」（IASR Vol. 38 p.153-154: 2017年8月号）
https://www.niid.go.jp/niid/ja/allarticles/surveillance/2410-iasr/related-articles/related-articles-450/7461-450r01.html

※２　CDC. Measles For Travelers.
https://www.cdc.gov/measles/travelers.html

## Q5 予防接種の効果っていつまで続くの？

たまに、「ワクチンを接種しても、いつかは効果がなくなってしまうのだから、意味がないのでは？」という意見を聞くことがあります。

多くの生ワクチンは、1回の接種で、ある程度の免疫獲得が期待できます。ただ、2章のQ7で説明したように、2回接種することで長期免疫が維持できます。また不活化ワクチンは「ブースター」といって効果を増幅させるための定期的な接種が必要です。

では、**予防接種の効果は、いつまで続くのでしょうか。一般的に生ワクチンだと10年以上、不活化ワクチンなら3〜10年といわれていますが、例外もあります。いつまで持続するのかは、主に①ワクチンの性能、②流行状況、③接種された人の免疫状態、④接種年齢によるのです。**

**①ワクチンの性能**

一般的にワクチンに含まれる抗原が強いほど効果（免疫原性）は長続きし、逆に免疫原性が弱いほどワクチンの効果は短くなります。また、一般的に不活化ワクチンは免疫原性が弱く、免疫原性を高めるためのアジュバントが入っていても、1回の接種では効果が弱いのです。2

〜3回続けて接種することで、予防効果を得ることができます。これを基礎免疫と呼びます。その他、ワクチンの期限切れや悪い保存方法（輸送・保管温度）でも、効果は低下します。

### ②流行状況

ときどき感染症が流行していれば、自然感染を繰り返すことになり、抗体が長持ちします（ブースター効果）。しかし、新たな自然感染がなければ、抗体は少しずつ下がっていきます。すると、「自然感染のほうがいい」と思う人もいるかもしれません。しかし、自然感染しても、ブースター効果を得られなければ再感染することがあります。また、繰り返しになりますが、感染症が流行し、予防接種をする前の赤ちゃん、免疫が付きにくい人、予防接種をできない人などが犠牲になるのは好ましいことではありません。

### ③接種された人の免疫状態

一般的に免疫状態が悪い状態で予防接種をすると、抗体は付きにくくなります。生ワクチンであれば、本当に感染してしまうこともあるので注意が必要です。免疫が低下する病気にかかっている、または免疫抑制剤などを飲んでいる場合は、予防接種前に医師に相談してください。

感染などで免疫が抑制された状態のときも、免疫が付きにくくなります。風邪程度であれば問題になりませんが、麻疹にかかると一時的に免疫抑制状態になり、少なくとも1か月は生ワクチンを接種しないほうがいいといわれています。ただ、最近は麻疹にかかると3年ほど免疫抑制状態になり、他の感染症で命を落とすことがあるとわかってきました（※1）。

## ④接種年齢

日本の定期接種スケジュールは、抗体が上昇しやすい年齢に設定されています。例えば、1歳未満で麻疹ワクチンを接種しても効果が十分でないことが知られています。1歳になったら（前回の麻疹ワクチンなどの生ワクチンから少なくとも27日開けて）、再接種が必要になるのです。

生ワクチン（麻疹・風疹・おたふく風邪・水痘）は、十分な抗体が付くように、また一次性ワクチン不全に対応するために3～6か月後、二次性ワクチン不全に対応するために3～5年後に再接種が必要です。日本の定期接種では、例えば水痘ワクチンは一次性ワクチン不全への対策として初回接種から3か月以上（一般的には6か月）経過してから2回目の接種を行います。MRワクチンは、1回目が1歳、2回目が二次性ワクチン不全への対策として小学校入学の前年（年長）時の接種です。いずれにせよ、これらの生ワクチンは周囲の接種率が高く、しかも1歳を超えて2回接種していれば、原則として抗体の検査や追加接種は不要です。

もちろん、例外はあります。2005年からアメリカのアイオワ州を中心に、青年層でおたふく風邪が流行したときには、3回目のMMRワクチンを接種することで終息しました（※2）。

一般的に不活化ワクチンは基礎免疫が付いていても、3～10年おきに再接種（ブースター）が必要です。ただ、B型肝炎のように一度抗体ができれば低下しても効果が続くために再接種不要とされているものもあれば、インフルエンザのように毎年接種すべきものもあります（※3）。

ワクチンの効果は短いから、ワクチンは不要というわけではありません。ワクチンは病気になっては困る人たちを守るためにも、適切な時期に接種することが大切なのです。例え効果が短くても、多くの人が接種していれば感染症は蔓延しませんし、さらに必要に応じて追加接種を行うなどの対策を立てれば問題はありません。

そもそも、自然感染でも条件が整えば再感染することがある以上、自然感染のほうがいい、という根拠にはなりません。特に問題がなければ、通常のスケジュールでワクチンの接種を進めていきましょう。（宮原）

**A　生ワクチンは10年以上、不活化ワクチンは3～10年くらいだといわれています**

※1　Mina MJ et al. Science. 2015 May 8;348(6235):694-9
※2　CDC. MMWR May 18, 2006 / 55(Dispatch);1-5
※3　日本環境感染学会「医療関係者のためのワクチンガイドライン　第2版」

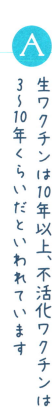

## Q6 自閉症の原因になると聞いて不安です

「ワクチンを接種すると○○になる」といった怖い説をよく目や耳にしますが、欧米などでよく言われているのが「MMRワクチンやチメロサールで自閉症になる」というものです。

以前からウワサされていた説なのですが、この問題が大きくなったきっかけは一つの「論文」でした。1998年にイギリスの医師であるアンドリュー・ウェイクフィールド氏の論文が、有名な医学誌『ランセット』に掲載されたのです。その論文の内容は「12名の自閉症児の腸管を調べたところ炎症があり、どうやらMMRワクチンと関係があるらしい」というもの（※1）。『ランセット』に論文が載るのは非常に難しいことで有名であり、当時ウェイクフィールド氏が所属していた病院で記者会見が開かれたのも無理もない話でした。

記者会見でウェイクフィールド氏は、「混合ワクチン（MMRワクチン）ではなく、単独ワクチンであれば問題はないはずだ」と主張。これは大々的に報道され、イギリスではMMRワクチンの接種率が大幅に低下し、保護者の多くは自閉症にならないとされる未発売の単独ワクチンを求めました。しかし、じつはウェイクフィールド氏は単独麻疹ワクチンの特許を持っていて、その使用が普及すれば莫大な特許料を手に入れられることが判明。また、ワクチンの副作用について補償を求めていた団体から顧問料（日本円で総額約7000万円）を受け取っていたことも明らかになりました。利益相反の立場からいえば、非常に問題です。

さらに調査をしたところ、カルテ上は「自閉症」「腸管の炎症」「MMRワクチン接種直後の発症」の3点のすべてを満たす患者は一人もおらず、後に捏造と認定されました。

**利益相反の問題、論文の捏造、その他の倫理的な問題もあり、2010年に『ランセット』は論文を完全撤回し、ウェイクフィールド氏はイギリスでの医師免許を剥奪されたのです**（※2）。

普通であれば、話はここで終わるところですが、その後、ウェイクフィールド氏はイギリスを離れてアメリカへと渡り、反ワクチンのグループに迎えられ、今では彼らのヒーローです。

現在のところ、ワクチン自体でも保存剤のチメロサール（有機水銀）でも、自閉症が起きるという証拠は出ていません。もちろん、先々になって新しい発見がされるかもしれませんが、既に多額のお金と長い時間をかけた多くの研究がワクチンやチメロサールと自閉症との関連を否定していますから、その確率はかなり低いでしょう。

この話には、大きく2つの問題があると私は思います。

まずは、根拠のない情報によってワクチン接種率が低下したことにより、麻疹にかかる子どもが増えたことです。麻疹などの感染症にかかると、痛みや熱、発疹などの様々な症状に苦しめられます。それでも無事に治ればまだいいのですが、一部は亡くなってしまったり、障害が残ったりすることがあります。つまり、子どもが犠牲になるのです。

もう一つは、インチキ科学の台頭です。例えば、金属を取り込むキレート剤で水銀を取り除けばいいとする「キレート療法」というものがあります。水銀以外の体に必要な金属も失われるため、サプリメントで補う必要があってコストは高く、効果は実証されていません。

自閉症の診断がつくのは、1歳半頃。1歳になってからMMRワクチン（日本ではMRワクチン）を接種するので、「MMRワクチンを接種したら、自閉症になった」と思う人もいるかもしれません。しかし、「ワクチン→自閉症」という見かけ上の流れがあるだけなのです。

こんな陰謀論のために多くのお子さんが麻疹にかかって苦しみ、ときには後遺症を残し、命を失い、その一方で自閉症児の保護者の方が本来は必要のない時間をかけ、お金を費やし、苦労をされるのはとても悲しいことです。（宮原）

**A**

**ウェイクフィールド氏の論文は撤回され、根拠のない説なので心配しないで！**

※1　Wakefield AJ et al. Lancet. 1998 Feb 28;351 (9103)：637-41. (Retracted)
※2　李啓充『週間医学界新聞』「[連載] 続アメリカ医療の光と影」第201回-第203回
http://www.igaku-shoin.co.jp/paperDetail.do?id=PA02935_04
http://www.igaku-shoin.co.jp/paperDetail.do?id=PA02937_07
http://www.igaku-shoin.co.jp/paperDetail.do?id=PA02939_06

# Q7 アレルギーがあるから心配です

ワクチンの一部に鶏卵が使われているため、また副反応にアナフィラキシーがあるため、「うちの子はアレルギーがあるのに（遺伝的にアレルギーがあるかもしれないのに）予防接種を受けさせて大丈夫だろうか」と不安に思う方も多いだろうと思います。

そもそもアレルギーとは、体が異物などに過敏に反応する状態です。体が少しかゆくなる程度から、意識障害や呼吸困難などを伴うアナフィラキシーショックのような命にかかわるものまであります。

予防接種をする前にアレルギー反応が起こるかどうかを完全に予測することは不可能です。しかし、例えアレルギーを持っていても全員がアレルギー反応を起こすことはありませんし、頻度は非常に低く、「アレルギー体質」が理由でワクチンが接種できないというわけではありません。

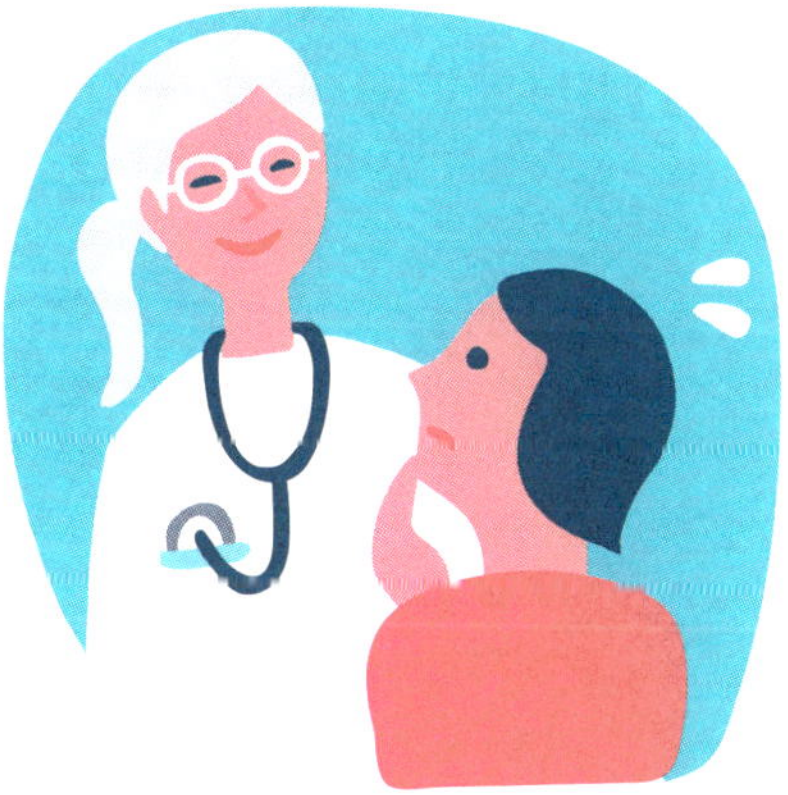

ワクチンには、鶏卵以外にも、抗原やトキソイド、安定剤、防腐剤、緩衝剤、アジュバントなどのいろいろな物質が使われていて、その一部がアレルギーを起こしやすいとされています(56ページ参照)。でも、現在日本で使われているワクチンに関しては、アレルギーを心配する必要はまずありません。

少し古いデータですが、2011年のインフルエンザワクチンで重いアレルギーを起こしたのは10万接種あたり0・3人でした(※1)。ちなみに、2018年の日本での交通事故死者数は人口10万人あたり2・79人です(※2)。

従来、インフルエンザワクチンはウイルスを増やすのに鶏卵卵膜を使うため、卵白にアレルギーがある人は接種できないと考えられてきました。しかし、現在の日本で使われているインフルエンザワクチンはかなり精製されていて、卵白抗原の含有量が少ないため、理論上はアナフィラキシーという強いアレルギー症状を起こすことはまずないといわれています。

具体的に説明すると、日本のインフルエンザワクチンに含まれる卵白抗原(オボアルブミン)の濃度は1ng/mℓ(100万分の1mg/mℓ)であり、アナフィラキシーを起こすとされる濃度(1接種あたり600ng)よりも、はるかに少ないのです(※3)。

なお、MRワクチンやおたふく風邪ワクチンにもニワトリの胚細胞(受精したばかりのヒナになる前の細胞)が使われていますが、アレルギーとなりうる卵白成分はほとんど含まれていないので、卵白アレルギーのある人でも接種することができます。

また、アメリカでも、インフルエンザワクチンのアナフィラキシーのほとんどは卵白以外の成分で起こっていることを受け、ワクチン自体にアレルギーがない限りは、卵白アレルギーでもインフルエンザワクチンの接種を推奨しています(※4)。

ただし、黄熱病ワクチンは鶏卵成分が十分に除去できていないため、重度の鶏卵アレルギーの人は原則禁忌です。それでも、黄熱病は命にかかわる危険性が高いので、海外では脱感作（少しずつ抗原を接種することで、抗原性を減弱させていく方法）を行うことで接種することもあるようです(※5)。鶏卵アレルギーのある方が黄熱病の流行地域に行く際は、事前に検疫所などで相談してみてください。

鶏卵以外では、以前、一部のワクチンに安定剤として含まれていたゼラチン（コラーゲン）によるアレルギーが問題になりました。ゼラチン入りのワクチンが多かったときは、一時的にアレルギーの頻度が0・16％から1・8％まで上昇したこともあります。

そのため、現在、日本で市販されているワクチンにゼラチンは入っていません(※6)。日本の検疫所などで使用されている新しい黄熱病ワクチン（Stamaril®）もゼラチンは不使用です。ただし、トラベルクリニックなどで使用されている一部の輸入ワクチンにはゼラチンが含まれていることがあるので注意しましょう。

その他、2008年にはワクチンに含まれるチメロサールが危ないのではないかと疑われ、チメロサールの代わりに「フェノキシエタノール」という防腐剤を入れたインフルエンザワクチンが発売されました。しかし、12歳以下のインフルエンザワクチンによるアナフィラキシーは、2010年に4例だったのが、翌年には35例まで増えました。2〜3年間にフェノキシエタノール入りのワクチンの接種を繰り返すことで、アレルギーが成立したと思われます。そのため、現在ではチメロサール入りのワクチンに戻っています。

もともとはチメロサールが子どもや妊婦さんに悪いのではないかといわれており、小児や妊婦でチメロサールフリーが好まれていました。しかし、2017年に日本産科婦人科学会は、次のようなガイドラインを出しています(※7)。

「チメロサールを含んでいる製剤もその濃度は0.004〜0.008㎎/㎖と極少量であり、胎児への影響はないとされている。懸念されていた自閉症との関連も否定された。したがって、チメロサール含有ワクチンを妊婦に投与しても差し支えない。(中略)周囲でインフルエンザの流行がある場合にはチメロサール含有ワクチン接種を躊躇しない」

このように、**現在では食物アレルギーやアトピーなどのアレルギーがあっても、ほとんどのワクチンを接種することができます。体質を理由に、ワクチンを諦める必要はないのです。**

ただし、それでもアナフィラキシーが起こる可能性はゼロではありません。一般的にアナフィラキシーは、アレルゲン摂取後から発症までの時間が短いほど症状が激しいのが特徴です。厚生労働省の「平成30年度インフルエンザQ&A」には、「ショック、アナフィラキシー様症状は、ワクチンに対するアレルギー反応で接種後、比較的すぐに起こることが多いことから、接種後30分間は接種した医療機関内で安静にしてください」と記載されています（※8）。実際には外来で30分待機しているのは難しいかもしれませんが、アレルギーなどが心配な場合は、接種する医療機関にも問い合わせてみてください。

アナフィラキシーを起こした場合、最も有効な治療はエピネフリン（ボスミン）の筋肉注射です。「エピペン」というキットを用意しているクリニックもあると思います。（宮原）

## A

**現在ではアレルギーが心配される成分はほぼなく、しかも精製されています。**


※1　厚生労働省「平成23年シーズンのインフルエンザ予防接種後副反応報告のまとめについて」
https://www.mhlw.go.jp/www1/kinkyu/iyaku_j/iyaku_j/anzenseijyouhou/294-2.pdf

※2　警察庁交通局「平成30年における交通死亡事故の特徴等について」
https://www.npa.go.jp/publications/statistics/koutsuu/jiko/H30sibou_tokucyo.pdf

※3　庵原俊昭　第41回日本毒性学会学術年会「インフルエンザワクチンにおけるアナフィラキシーの現状・課題・展望」
https://www.jstage.jst.go.jp/article/toxpt/41.1.0/41.1_S5-4/_article/-char/ja/

※4　CDC. Flu Vaccine and People with Egg Allergies (last reviewed: December 28, 2017)
https://www.cdc.gov/flu/prevent/egg-allergies.htm

※5　Rutkowski K et al. Int Arch Allergy Immunol. 2013;161 (3) : 274-8

※6　小倉英郎『小児感染免疫』「アレルギーと予防接種」Vol. 20 No. 2　227-234

※7　日本産科婦人科学会「産婦人科診療ガイドライン―産科編２０１７」
http://www.jsog.or.jp/activity/pdf/gl_sanka_2017.pdf

※8　厚生労働省「平成30年度インフルエンザＱ＆Ａ」〈Q. 33：インフルエンザワクチンの接種によって引き起こされる症状（副反応）には、どのようなものがありますか？〉
https://www.mhlw.go.jp/bunya/kenkou/kekkaku-kansenshou01/qa.html#q33

# Q8 ワクチンは医師とメーカーのためにあると聞きました

水ぼうそう（水痘）ワクチンが定期接種化する前、ワクチンメーカーの人から〈水痘ワクチンの値段〉と〈水痘になったときの抗ウイルス薬の値段〉を比較して「患者さんにとってワクチンのほうがお得です」という話を聞いたことがあります。

ところが、当時から子どもの医療費は全額公費負担の自治体が多かったため、各家庭にしてみれば病気になってから治療するよりも、自費で任意接種のワクチンを接種するほうが高くついてしまうことが多々ありました。

しかし、子どもが水ぼうそうにかかったら、発疹のかゆみや痛み、発熱や倦怠感に苦しめられますし、将来的には帯状疱疹になるかもしれません。他の感染症も同様ですが、症状に苦しむうえ、亡くなったり、後遺症が残ったりするリスクもあります。

また、保護者は仕事を休んで看病する必要があるため、社会・経済的な損失も決して小さくはありません。こういった損失は、医療費の公的補助では埋められないのです。

では、〈ワクチン代を公費負担すること〉と〈医療費を公費負担すること〉では、どちらがより効率がよいでしょうか？

２０１２年、水痘ワクチンが定期接種になる前に書かれた興味深い論文が発表されました（※１）。大分県の竹田市では２００６年から水痘とムンプス（おたふく風邪）の予防接種への助成と啓発を行い、日田市では２００７年に医療費控除を学童まで拡大したところ、以下のような結果でした。

竹田市では予防接種率が上がることで、麻疹・水痘の発症数が明らかに減少。２年間で水痘の発症は８分の１に、ムンプスの発症は３分の１になりました。

このようなワクチン助成がなかった日田市では、接種率・感染症の発症数に大きな変化はなかったようです。一方、乳幼児１人あたりの小児科外来の受診件数や外来医療費は竹田市の３倍になりました。軽症患児の時間外受診も１・６倍に増え、小児科医の負担が重くなりすぎて時間外診療の縮小を余儀なくされました。

つまり、**この論文からは、二つのことが分かります。一つは、医療費控除の拡充は必ずしも感染症を減らさないこと。もう一つは、子どもの予防接種対策を充実させることは感染症の減少と医療費の削減につながり得るということです。**

| | MR 1期 | MR 2期 | 水痘ワクチン*1 | ムンプスワクチン*1 | 麻疹*2 | 風疹*2 | 水痘*2 | ムンプス*2 | 外来医療費*3 |
|---|---|---|---|---|---|---|---|---|---|
| 竹田市 | 100.0% | 95.5% | 86.1% | 74.2% | 0 | 0 | 6 | 5 | 1.1万 |
| 日田市 | 88.5% | 94.7% | 16.5% | 22.6% | 50 | 0 | 107 | 4 | 3.3万 |

*1 接種／出生数比
*2 乳幼児1000人あたり感染症発症数
*3 乳幼児1人あたり

※1より一部改変して引用

さらに厚生労働省がワクチンの費用対効果を試算したデータがあります（※2）。これを読むと、総額ではワクチンは費用対効果が高いことがわかります。「超過している（損している）ワクチンもあるじゃないか」という意見もあるかもしれません。しかし、HPVワクチンとB型肝炎ワクチンのマイナスは純粋な医療費のみで社会生産性損失は含まれていません。

例えば「シングルマザーが子宮頸がんになり、入院中や亡くなった後に他に子どもの面倒をみる人がいなかったために、やむなく施設に預けた費用」とか、「（B型肝炎ワクチン定期接種化前に）子どもがB型肝炎にかかり、他のお子さんへの感染を防ぐため、保護者がやむなく保育園入園を諦めて仕事を退職したために生じた経済的損失」などは入っていないものと思われます。

さらに、まれなことですが「医師がワクチンをすすめるのは儲けるためだ」という説も聞きます。でも、

ワクチンの費用対効果

| 疾病・ワクチン | 追加の接種費用 | 回避される社会生産性損失など | 費用対効果推計 |
|---|---|---|---|
| ヒブワクチン | 350億 | 120億 | 240億費用超過 |
| 小児用肺炎球菌ワクチン | 450億 | 480億 | 30億費用低減 |
| 成人用肺炎球菌ワクチン | 140億 | 5260億以上*1 | 5120億費用低減 |
| HPVワクチン | 230億 | 190億以上*2 | 45億費用超過 |
| 水痘ワクチン | 150億 | 510億 | 360億費用低減 |
| ムンプスワクチン | 120億 | 410億 | 290億費用低減 |
| B型肝炎ワクチン | 190億 | 30億以上*2 | 160億費用超過 |

*1 接種対象者が高齢であることから生産性損失の推計は困難
*2 関連疾患の経過が複雑であり、医療費削減分のみの金額

※2より一部改変して引用

個々の病院やクリニックがワクチンを接種するには、ワクチン専用冷蔵庫の購入・維持費用、接種ミスを防ぐべくダブルチェックを行うための人件費などの費用がかかります。ワクチン自体の仕入れ値も決して安くはありませんから、同じ時間で一般診療をしていたほうが間違いなく収益は増えるでしょう。

それでも、多くの小児科医が子どもへのワクチン接種をすすめるのは、感染症にかかると子ども自身が大変つらい思いをすることを知っているからなのです。（宮原）

## A 医師もメーカーもワクチンを接種せず、病気を治療したほうが儲かるでしょう。

※1　是松聖悟『日本小児科学会雑誌』（0001-6543）116巻9号 Page1380-1386（2012.09）「公的補助による任意予防接種と医療費控除の小児医療，地域社会への影響」

※2　厚生労働省「予防接種制度の見直しについて（第二次提言）（たたき台案）参考資料」https://www.mhlw.go.jp/stf/shingi/2r98520000026qek-att/2r98520000026qk5.pdf

# Q9 ワクチンは不要だと言う人がいるのはどうして？

一つは「子どもが自然感染で亡くなるのはやむを得ないが、ワクチンなどの人為的なもので亡くなるのは確率が低くても許せない」という考え方があるからでしょう。この根底には「自然は善、人工は悪」という価値観があるのかもしれません。しかし、「子どもが自然感染で亡くなるのはやむを得ない」といった考え方は、小児科医として見過ごすことはできません。

もう一つは、ワクチンには害だけがあって、利益はないと思っているからでしょう。本当はこれまでに述べたように、ワクチンには害である「副反応」の大きさをはるかに超える利益「感染症の予防効果」があります。ワクチンの接種をやめたところ、死亡者が多くなったという事例は、百日咳・インフルエンザ・風疹・麻疹などいくつもあるのに知られていません。不正確な情報ばかりがまことしやかに広まっているのです。

残念なことに、医師がワクチンは不要であるかのような不正確な情報を流していることもあります。私は、いくつかの「反ワクチン本」と呼ばれるものを読んでみましたが、データが古く、医学的に不正確な記述もありました。それらの本には、1975年に日本でDPT（百日咳、ジフテリア、破傷風の3種混合ワクチン）が副反応のために一時中止になったとき、ジフテリアは増えなかったことが、ワクチンが不要な理由の一つとしてよく書かれています。しかし、そのときに百日咳が流行し、1979年の1年間に1万3000人の患者と20名以上の死者が報告されたことに言及している本はありませんでした。知らなかったから載せなかったのではなく、知っていたから載せなかったのでしょう（156ページ参照）（※1）。

医師以外にも、サプリメントやアロマオイルなどを販売したり、自然食やベビーマッサージ、子育て講座などのセミナーを行ったりしている人たちの一部が、根拠は不明ですが「ワクチン以外の方法で免疫力を高めよう」などと宣伝していることもあります。

それから、一般的にニュースでも広告でも、メリットや安心を伝える情報より、リスクや不安を煽る情報のほうが注目を浴びやすいことも問題です。インターネットでワクチンについて検索すると、いたずらに危険だと煽る不正確な情報が目に飛び込んできます。

さらには、すでに科学的な決着がついていることでも、一部のマスコミや団体が、いかにも論争があるように見せかけることもあります。1：99くらいの割合で決着がついていることを、「両論併記」という形で50：50のように報道することがあるのです。

こうなると、一般の人たちが「まだワクチンは危ないのでは」と思ってしまうのは無理もありません。困ったことに、一度マスコミなどによって危険だと報道されると、それが間違いだとわかっても、あるいは反対の意見が出ても、ほとんど報道されません。例え報道されたとしても、危険だという情報と違って、安全だという情報は広まりにくいのです。

最近では、HPVワクチンについての報道が挙げられます。2015年、名古屋市立大学が、1994年4月2日～2001年4月1日に生まれた名古屋在住の女性（対象者7万人強で有効回答約3万人弱）を調べた結果、〈HPVワクチンを接種した群〉と〈HPVワクチンを接種していない群〉において、HPVワクチンの副反応とされる24の症状の発生に統計学的に有意な差はありませんでした（名古屋スタディ）（※2）。本当の薬害であれば、明らかな差が出てくるはずです。しかし、この結果を報じた大手メディアは、ほとんどありません。

私は、危険性を訴えることに異議を唱えているのではありません。常に危険性に注意し、本当に危険であれば、そのワクチンはやめるか接種に条件をつけるべきです。ただ、科学的根拠を出さなくてはなりません。多くの医師は、病気で被害を受ける子どもも、まれであっても予防接種で被害を受ける子どもも、両方を少なくしたいと考えているはずです。（宮原）

A

**様々な理由がありますが、正しい情報が伝わりにくいことも理由の一つです。**

※1　堺春美 週刊医学界新聞　1997年「連載　現在の感染症2，百日咳，ジフテリア」http://www.igaku-shoin.co.jp/nwsppr/n1997dir/n2242dir/n2242_03.htm

※2　Sadao Suzuki et al. Papillomavirus Res. 2018 Jun; 5: 96–103.

# Q10 予防接種のこと、どうやって調べるべき？

本書は根拠の明らかなものを、なるべく中立に扱うことを前提に書きましたが、それでも鵜呑みにはできませんね。では、どうやって調べたり、相談したりすればいいでしょうか。

先にも述べたように書籍や新聞、雑誌の情報が正しいとは限りません。よりセンセーショナルなほうが売れるわけで、そうなると「危険」としたほうが利益につながるからです。

**書籍を選ぶ場合は、①根拠となる文献が示されている、②根拠が体験談や個人のブログなどではない、③免疫力を高める、毒素を出す（デトックス）という言葉を好意的に使っていない、④著者がその分野の専門家で同業者から支持されている、⑤数字を出すときは分母も入れている（5人に副反応が出たというとき、100人に接種して5人なのか、100万人に接種して5人なのか）というのが一つの目安になるかもしれません。**

また、インターネット上は誰が書いたのかわからない記事が多く、正確な情報が少ない傾向にあります。日本で信頼できるサイトとしては、厚生労働省・国立感染症研究所・日本小児科学会、それに「VPDの会」が挙げられるでしょう。少なくとも嘘や間違いをわざと載せることはないと思います。そんなことをしたら、多くの研究者や医師に指摘されるからです。

グーグルなどは、最近では検索アルゴリズムを変えて必ずしも医学的に正しくない情報は上位に表示されないようにしているようですが、それでも完璧とはいえません。ですから、特定のサイトのみを検索しましょう。検索窓にキーワードと「site:」と検索したいサイトのURLをつけて検索します。例えば、インフルエンザワクチンの情報を国立感染症研究所のサイトのみで探したい場合は「インフルエンザワクチン site:https://www.niid.go.jp」と検索すればいいのです。政府機関や大学などで調べる場合は「site:go.jp OR site:ac.jp」です。

そもそも、インターネットの検索機能は、世界中で同じ結果が出るわけではありません。多くの検索サイトは、ユーザーが検索した過去のキーワードから、「各ユーザーが見たくない情報を遮断」するアルゴリズムを持っています。「遮断（フィルター）」のせいで、「泡（バブル）」が立ちはだかり、自分の見たい偏った情報しか見られなくなってしまうことを「**フィルターバブル**」といいます。

また、ツイッターやフェイスブックやインスタグラムなどのSNSにも注意が必要です。SNSでは同じ意見を持った人たちが集まりやすく、同じ意見の人々とのコミュニケーションを繰り返すことによって、間違っていても特定の意見が増幅・強化されることがあります。これを音の反射が続く残響室に例えて「**エコーチェンバー現象**」といいます。エコーチェンバー現象で強化された考えは、同じ考えの集団から一度外れないと変えることが難しいです。

フィルターバブルとエコーチェンバー現象により、必要な人に必要な情報が入っていかなくなってしまうため、ワクチンを打たない人がより増えている傾向があることは国際的にも問題になってきています。ですから、一度フラットな状態に戻すためにも、厚生労働省や国立感染症研究所などのサイトを見てみるのがいいでしょう。

最近は、SNSでも、信頼度の低い情報はできるだけ検索できないようになってきています。これは日本だけではなくグローバルな動きです。ツイッターでは「ワクチン」に関する単語を検索すると、検索結果に厚生労働省の予防接種情報ページが案内されます。

また、対面で相談したい場合は、保健所に問い合わせて予約を取りましょう。一部の病院では、ワクチンに不安のある保護者が希望すれば感染症のプロである感染症科の医師などが時間をかけて説明しています。時間やコストの関係もあり現状ではすべての施設で行うことは難しいかもしれませんが、こうした活動が広まるといいですね。（宮原）

## A

**公的機関に限定して検索するなど、根拠が提示してある情報を見ましょう。**

# MMRワクチン告発映画は圧力に屈した？

2018年、ウェイクフィールド監督の映画『Vaxxed: From Cover-Up to Catastrophe（MMRワクチン告発）』の日本上映が中止され、圧力のせいだと言う人たちもいました。

この映画の内容は「アメリカの厚生労働省にあたるCDCが、MMRワクチンによって自閉症になるという事実を隠蔽した」というもの。

前述の通り、氏の論文は撤回されていますから、小児科医を含む多くの人が上映に反対しました。ワクチンの接種率が低下することで麻疹や風疹が流行し、子どもたちが犠牲になることが予想されたからです。

これらの反応を受けて日本での上映を予定していた会社がウェイクフィールド監督に問い合わせたところ、日本向けの動画とデータが送られてきました。しかし、日本でもMRワクチン反対の運動があったかのように示唆する写真はワクチン推進パレードのもの。日本でも麻疹・風疹ワクチンの同時接種で自閉症が増えたというデータは間違いで、当時の日本で同時接種を行ってはいませんでした。

再度、上映会社が疑念点をウェイクフィールド氏に問い合わせたところ回答がなかったため、直前で劇場公開を中止したのです[※1]

一夜限りの上映会に参加しましたが、ワクチンに前知識のない人が観たら騙されてしまうだろうと思うようなものでした。また、ワクチンについての情報が間違っているのみならず、すべての自閉症者に対する偏見を助長してしまう危険性などもあり、一般公開されなくて本当によかったと思っています。（宮原）

※1　ユナイテッドピープル「映画『MMRワクチン告発』公開中止のお知らせ」
http://unitedpeople.jp/vaxxed/japan

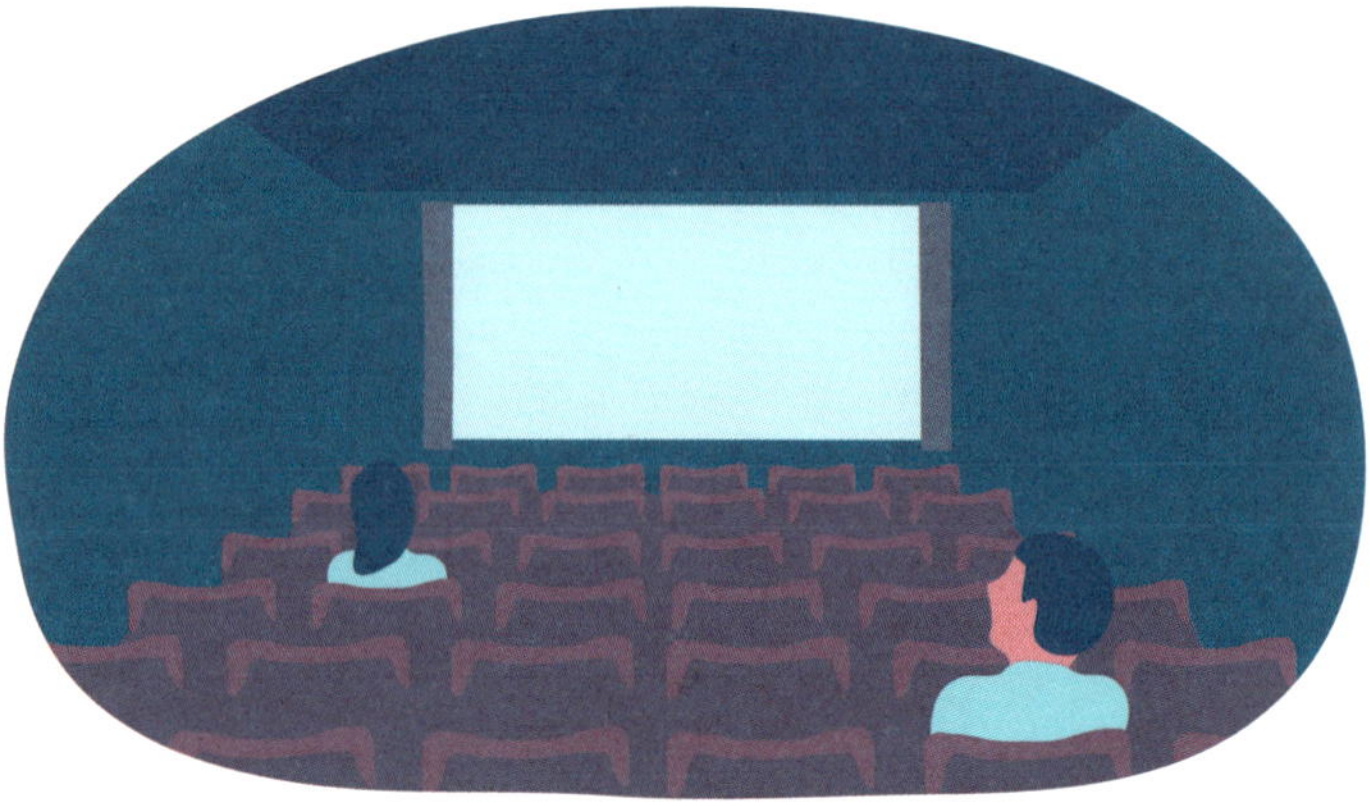

# 第4章
# 実際に接種するとき

## Q1 ワクチンの接種スケジュールを教えて！

ワクチンの接種スケジュールって難しいですね。母子健康手帳（母子手帳）のワクチン欄は使いづらく、制度変更にも対応できていません。

自分で調べるときは、最も確実な**小児科学会のスケジュール表を見るのがおすすめです**（※1）。また、**『KNOW☆VPD』のウェブサイト、お子さんの誕生日を入力すればどのワクチンをいつ受ければいいのかがわかるアプリもいいと思います**（※2）。

ワクチンの接種状況を確認したい場合は、母子手帳を持って小児科を受診してください。電話では確認しづらいので、必ず足を運びましょう。小児科によっては予防接種に関する相談時間が決まっていることもあるので、事前に電話などで聞いてみるといいと思います。受け忘れがあったとしても、まず怒られはしないので、お気軽に。

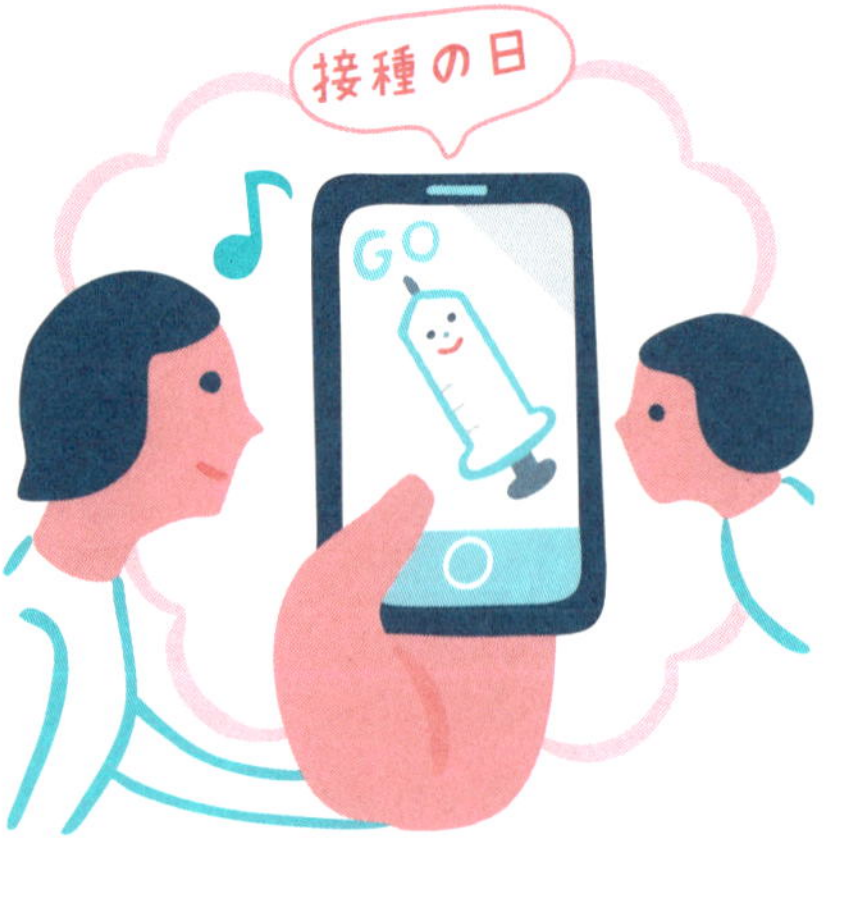

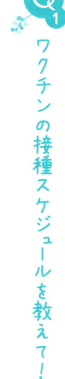

接種すべきワクチンはわかっているけれど、手元に必要な用紙がないときはどうしたらいいでしょう。任意接種のワクチンの予診票は、医療機関にあります。クリニックや病院のサイトに予診票のPDF等があれば、ダウンロードしてご自宅のプリンターで印刷して書いて持っていくこともできますから確認してみましょう。

定期接種のワクチンの用紙が送られてきたはずなのに見つからない場合は、保健所に連絡すると再送付したり、窓口で手渡したりしてもらえますから、問い合わせてみてください。

定期接種の期間を過ぎてしまったときは、母子手帳を持って保健所へ相談に行きましょう。市区町村によっては猶予期間を設けている場合があります。（森戸）

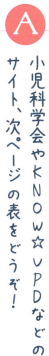

A

**小児科学会やKNOW☆VPDなどのサイト、次ページの表をどうぞ！**

※1　日本小児科学会「日本小児科学会が推奨する予防接種スケジュール」
http://www.jpeds.or.jp/uploads/files/vaccine_schedule.pdf

※2　KNOW☆VPD!「予防接種スケジューラーアプリ」
http://www.know-vpd.jp/vc_scheduler_sp/index.htm

## 予防接種のスケジュール

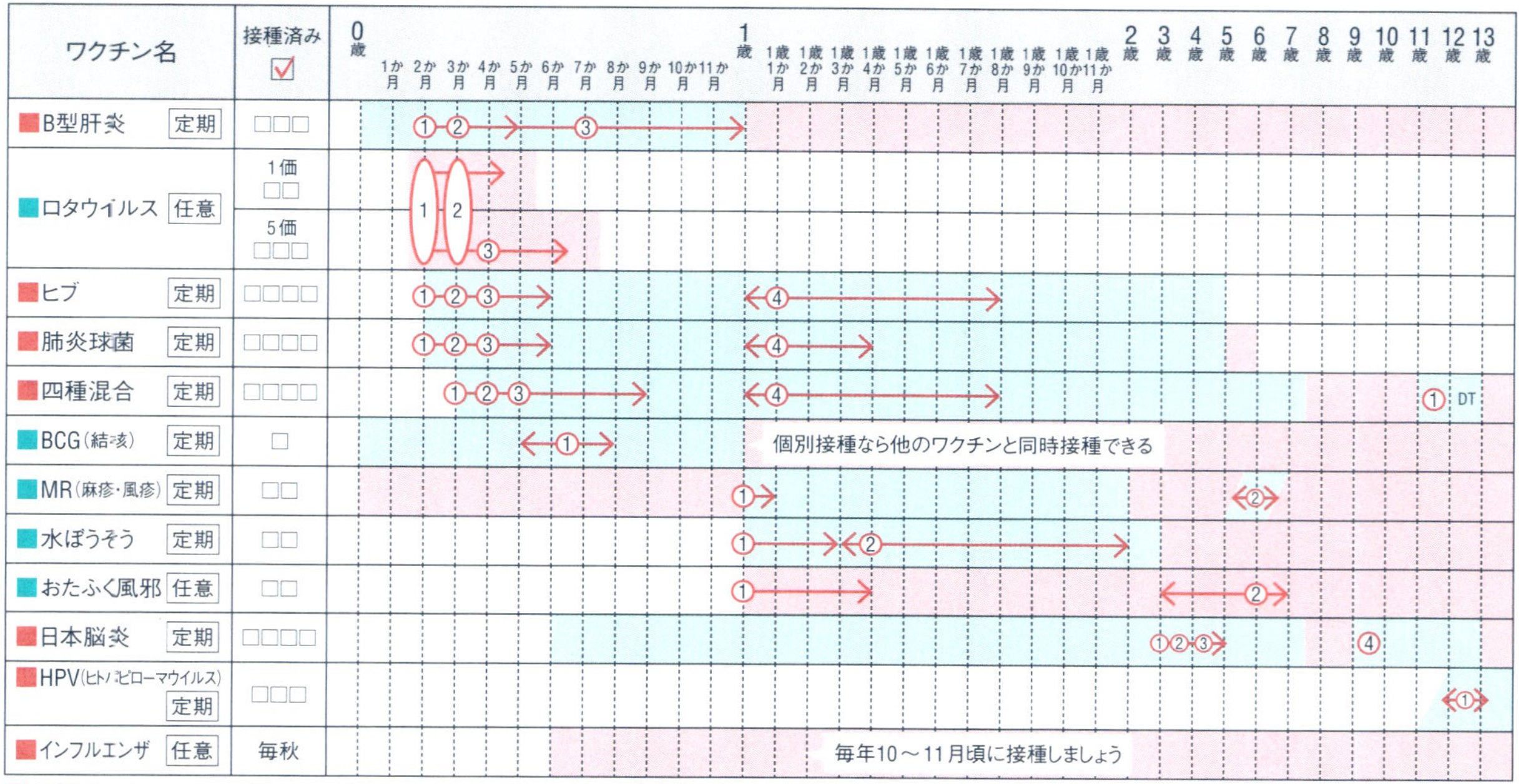


■ 不活化ワクチン…1週間あければ、別の予防接種ができる。
■ 生ワクチン…4週間あければ、別の予防接種ができる。
■ 定期接種の可能な期間
■ 任意接種の可能な期間

定期……定められた期間内であれば公費負担。
任意……多くは自己負担。ワクチンによっては助成あり。
←○→ おすすめの接種時期（数字は接種回数）

※ロタウイルスワクチンは、生後8週～15週未満までに接種を開始し、1価なら24週、5価なら32週までに完了しましょう。
※四種混合ワクチン<ジフテリア（D）、百日せき（P）、破傷風（T）、ポリオ（IPV）>のうち、二種（DT）は11歳で追加接種します。
※HPVワクチンの接種対象は12～16歳の女子。2価ワクチンは①～②の間は1か月以上、①～③の間は5か月以上、かつ②～③の間は2か月半以上あける。
4価ワクチンは、①～②の間は1か月以上、②～③の間は3か月以上あける。

## Q2 定期接種と任意接種ってどう違う？

基本的には、予防接種法に基づいて公費で実施されるのが「定期接種」、それ以外が自費で行われる「任意接種」です。

定期接種は、予防接種法でA類疾病とB類疾病に分けられます。A類は、主に集団予防、重篤な疾患の予防に重点を置き、本人（保護者）に努力義務があり、国は積極的に勧奨しています。B類は、主に個人予防に重点を置き、本人に努力義務はなく、国は積極的な接種の勧奨はしていません。B類疾病は、65歳以上のインフルエンザワクチンと成人用肺炎球菌ワクチンです。ところが、インフルエンザワクチンは個人だけでなく、集団を守ることがわかってきているため、A類とB類の分け方には臨床的な意味がありません。

同様に、定期接種と任意接種も今や科学的な分け方ではありません。予防接種法が制定された当時は、感染症対策上の重要度が高いものを定期接種としました。でも、**現在では任意接種のワクチンも同じように必要なものだとわかっています。**それなのに任意接種ワクチンが任意のままでいるのは、予算が足りないからというのが理由の一つです。

じつは「ワクチンギャップ」といって海外の多くの国で接種されているワクチンが、日本にはなかなか入ってこないことがあります。あるいは厚生労働省が認可しても、自費の任意接種だから普及しないということもあります。例えば、多くの国では、おたふく風邪ワクチンは公的制度によって無料で受けられるものです。WHOは「どの国に住んでいても、どんな経済状態でも受けるべき」と言っていますが、日本では任意接種なので接種率は低いままです。

なお、イギリスでは、6種混合ワクチン（B型肝炎、百日咳、ジフテリア、破傷風、ポリオ、ヒブ）、髄膜炎菌B群、髄膜炎菌C群、髄膜炎菌A・C・W・Y群、肺炎球菌ワクチン、ロタウイルスワクチン、MMR（麻疹、おたふく風邪、風疹）、HPVワクチン、季節性インフルエンザワクチンが公費で無料（※1）。韓国では、B型肝炎ワクチン、BCG、4種混合ワクチン（百日咳、ジフテリア、破傷風、ポリオ）、ヒブワクチン、肺炎球菌ワクチン、季節性インフルエンザワクチン、水痘ワクチン、日本脳炎ワクチン、A型肝炎ワクチン、MMR（麻疹、おたふく風邪、風疹）、HPVワクチン（女子のみ）が公費で無料です（※2）。

このように日本は、多くの国では公費で受けられる予防接種が自費のままです。ただ、日本でも少しずつ任意接種のワクチンが定期接種化されています。2016年にはB型肝炎ワクチンが定期接種になりました。以前、日本にはB型肝炎ウイルスを持つ人（キャリア）が少なく、感染の機会はあまりないと考えられていたため、B型肝炎キャリアの母から生まれた場合だけ生後すぐにワクチンを接種していたのです（「B型肝炎母子感染防止事業」）。こうしてリスクの高い人だけにワクチンを接種することを「セレクティブワクチネーション」といいます。

ところが、B型肝炎ウイルスは血液だけでなく汗や唾液、涙、尿からも排出され、ほんの少量でも体に入ると感染することがあります。衛生状態がよくなっても、B型肝炎ウイルスのうつりやすさは改善せず、保育園や体の接触があるスポーツでの集団感染も報告され、海外ではすでに180か国で定期接種となっていたことから、日本でも定期接種になったのです。こうして、大人数でワクチンを接種して免疫を上げることを「ユニバーサルワクチネーション」といいます。

定期接種と任意接種という分け方は、「定期接種は受けたほうがいいけれど、任意接種は受けても受けなくてもいいもの」という誤解を招きかねないだけでなく、ワクチンによる健康被害が出た際の対応や補償の金額が違うことも問題です（153ページ参照）。ですから、早く必要なすべてのワクチンが定期接種になることを願っています。（森戸）

A

**定期も任意も重要度は同じですが、定期のみが公費で受けられます。**

※1　外務省「世界の医療事情　英国」〈（7）予防接種〉
https://www.mofa.go.jp/mofaj/toko/medi/europe/uk.html
※2　横浜市「韓国のこどもの定期予防接種について」
https://www.city.yokohama.lg.jp/kurashi/kenko-iryo/eiken/kansen-center/shikkan/kakkoku/koreaimmurization1.html

## Q3 旅行や留学のときに必要なワクチンは？

特に先進国へ短い旅行へ出かける場合、これまでに述べた定期接種と任意接種のワクチンを接種していれば、だいたいは問題ありません。定期接種をすべて受けただけでは、感染の危険性が高いので任意接種のワクチンも受けてください。任意接種のおたふく風邪ワクチン2回、数年前に定期接種になったばかりの水痘ワクチン2回、B型肝炎ワクチン3回などをすべて接種しているかどうか、母子手帳で確認しましょう。

さらに**特定の地域への旅行や留学をする場合、海外赴任で行く場合には、その土地でリスクの高い感染症に対するワクチンの追加接種が必要な場合があります。**短期より長期の旅行、観光地よりも親戚を訪ねるなど、その土地の人と触れ合う機会が多いほど注意が必要です。

例えば、東南アジアに行く際は日本脳炎、アフリカや南アメリカでは黄熱、中央ヨーロッパからロシアにかけては「ダニ媒介脳炎」のワクチンが必要になることがあります。場所だけでなく、持病や年齢などによってもリスクの高い感染症は違うので、腸チフス、髄膜炎菌、A型肝炎、狂犬病などのワクチンが必要なこともあります。

また、国によって、入国時および入学時に特定のワクチンの接種証明書を求められる場合があります。例えば、アフリカの熱帯地域や南米の熱帯地域の国々では、黄熱ワクチンの接種証明書の提示が必要なことがあるのです。反対に黄熱の流行国から入国するときに予防接種証明書の提示を求める国もありますので、乗り継ぎの際に証明書が必要になる場合もあります。アメリカでは入学前に、髄膜炎菌ワクチンの接種済み証の提示を求められることが多いようです。

具体的にどのワクチンが必要かは、外務省のサイトの「世界の医療事情」というページを見ましょう(※1)。横浜市のサイトも見やすいです(※2)。厚生労働省のサイトにも「海外で健康に過ごすために」というページがあり、海外で発生している感染症にどういうものがあるかを見ることもできます(※3)。

次に、どこで接種できるかを調べましょう。日本渡航医学会のページでは、学会に所属するトラベルワクチンを受けられる医療機関がわかります(※4)。学会に所属していなくても、独自に海外のワクチンを輸入している医療機関はたくさんあります。「渡航ワクチン」や「トラベルワクチン」という検索語で探してみましょう。前述の厚生労働省のサイトにも検索ページが設けてあります(※5)。黄熱ワクチンは原則として検疫所で受けます。

ワクチンによっては、数週間～数か月あけて複数回受ける必要があるので、渡航予定が前もってわかっていたら、早めに医療機関に相談してみてください。また、右記のサイトに載っていない医療機関でも取り寄せることができるかどうか、聞いてみるのもいいかもしれません。

また、子連れで他国へ長く行く場合は、その国の言語で書かれた母子手帳を母子保健事業団

＜主なトラベルワクチンの例＞

**髄膜炎菌ワクチン（不活化ワクチン／任意接種）**

髄膜炎菌による病気を防ぐワクチン。アフリカや中東で特に多い病気なので、サハラ砂漠以南や流行の多い地域、国々に渡航する際に受けます。また、定期接種になっている国もあり、アメリカでは接種記録を提出しなくてはいけない場合もあります。

＜感染経路＞飛沫感染

＜発症した場合の症状＞髄膜炎、髄膜脳炎、菌血症などを起こす侵襲性髄膜炎感染症。初めは発熱、頭痛、嘔吐などで風邪のようですが、出血斑、関節痛が出て急激に進行します。劇症型髄膜炎菌髄膜炎は、突然の高熱と意識障害、けいれん、汎発性血管内凝固症候群（DIC）を起こします。髄膜炎を発症すると2日以内に5～10％が死亡し、救命できた場合も10～20％が手足の切断や神経障害といった後遺症が残ることがあります。

＜発症した場合の治療＞抗菌薬の投与など。

**A型肝炎ワクチン（不活化ワクチン／任意接種）**

A型肝炎を防ぐワクチン。低・中開発国では、A型肝炎はよくある病気です。ヨーロッパやアメリカでも流行することがあるため、渡航する際には接種しましょう。

＜感染経路＞経口感染

＜発症した場合の症状＞発熱、倦怠感、頭痛、筋肉痛、腹痛といったA型肝炎を発症し、肝臓が腫れたり黄疸が出たり、褐色の尿や白い便が出たりすることもあります。まれに細胆管炎性肝炎や劇症肝炎を起こします。

＜発症した場合の治療＞対症療法のみ。

**狂犬病ワクチン（不活化ワクチン／任意接種）**

狂犬病を防ぐためのワクチン。

＜感染経路＞狂犬病に感染している犬などの哺乳類に噛まれたり、傷口や粘膜を舐められたりすることにより発症します。

＜発症した場合の症状＞犬などに噛まれた1か月程度後に発熱、倦怠感、頭痛や筋肉痛といった風邪のような症状に始まり、噛まれた部分の痛みやその辺りの知覚異常、けいれんが出てきます。水を見ると首の筋肉がけいれんする恐水症、冷たい風でもけいれんする恐風症が特徴です。発症すると、ほぼ全例が亡くなる恐ろしい病気です。

＜発症した場合の治療＞なし。

**黄熱ワクチン（生ワクチン／任意接種）**

黄熱病を防ぐためのワクチン。アフリカや南アメリカで、蚊が媒介することによってうつる病気です。人から人へは感染しません。

＜感染経路＞黄熱ウイルスを持った蚊が人を吸血してうつります。

＜発症した場合の症状＞発熱、頭痛、筋肉痛、嘔吐が出現し、症状が出た人の15％に黄疸や出血傾向が見られます。死亡することもあります。

＜発症した場合の治療＞対症療法のみ。

で購入して、外国で受けた乳幼児健診やワクチンの記録をしてもらうといいですね（※6）。海外邦人医療基金のサイトでは、海外の医療施設情報がわかります（※7）。

海外からの帰国後、日本で予防接種の続きをどうしたらいいかがわからないこともありますね。日本製の他言語の母子手帳に記録してある場合、海外の医療機関によるワクチンの記録がある場合があります。通常、現地の言葉と英語の表記がありますが、もしも併記していなければ岡山県の予防接種センターに外国語予防接種用語の表があります（※8）。

いずれにしても、一度見直す必要があるので、小児科に母子手帳やワクチンの記録をもって相談に行きましょう。（森戸）

## A 長期滞在する場合や地域によっては、接種が必要なワクチンがあります。

※1　外務省「世界の医療事情」
https://www.mofa.go.jp/mofaj/toko/medi/index.html

※2　横浜市「疾患別情報　各国の予防接種」
https://www.city.yokohama.lg.jp/kurashi/kenko-iryo/eiken/kansen-center/shikkan/disease.html

※3　厚生労働省検疫所ＦＯＲＴＨ「海外で健康に過ごすために」
https://www.forth.go.jp/index.html

※4　日本渡航医学会　http://jstah.umin.jp/02travelclinics/index.html

※5　厚生労働省検疫所ＦＯＲＴＨ「海外で健康に過ごすために」予防接種実施機関
https://www.forth.go.jp/moreinfo/vaccination.html?

※6　母子保健事業団　https://www.mcfh.co.jp/

※7　海外邦人医療基金ＪＯＭＦ　https://jomf.or.jp/

※8　岡山市予防接種センター「外国語予防接種用語集について」
http://www.kawasaki-m.ac.jp/kawasakihp/yobou/language/index.html

## Q4 インフルエンザワクチンは効かない？

「ワクチンを接種したのにインフルエンザになった」「流行するインフルエンザの型と合わないと効果がない」といった話を聞いたことがある人は多いでしょう。インフルエンザワクチンを接種しようかどうしようかと迷ってしまいますね。

　私たち人間が感染するインフルエンザウイルスの型には、「A型」「B型」「C型」の3つの型があります。このうち流行するのはA型とB型で、その中にも細かな分類があり、しかも小さな変化をし続けます。だから、1つのシーズン中にA型とB型の両方、あるいはA型に2回かかってしまうこともあるのですね。

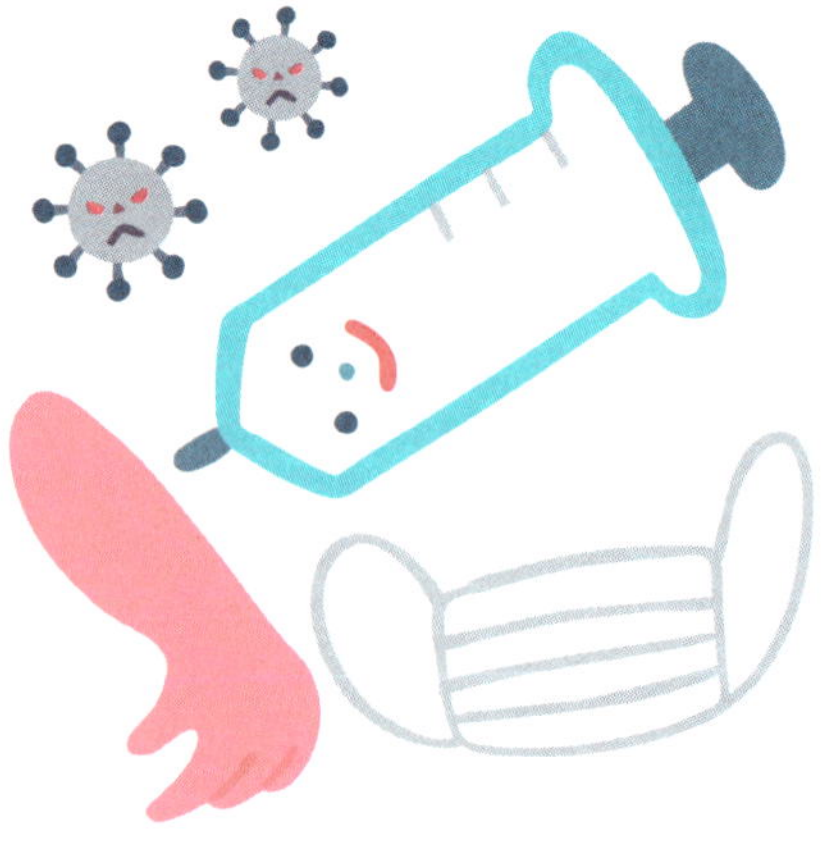

　インフルエンザワクチンは、前述したようにWHOが推奨するウイルスの型や前シーズンの流行状況などを参考に、南半球と北半球で流行する型を予測し、それを参考に各国で作られま

す。そのため、実際に流行するインフルエンザと型が一致しないことがあるのは確かです。

２０１８／２０１９年の日本のインフルエンザワクチンは以下のような内容でした。

**A/Singapore（シンガポール）/GP1908/2015（IVR-180）（H1N1）pdm09**
**A/Singapore（シンガポール）/INFIMH-16-0019/2016（IVR-186）（H3N2）**
**B/Phuket（プーケット）/3073/2013（山形系統）**
**B/Maryland（メリーランド）/15/2016（NYMC BX-69A）（ビクトリア系統）**

実際に最も流行したのはＡＨ３亜型（香港型）で、国立感染症研究所の抗原性解析によると、ワクチン株と同じ系統であるものの完全に一致はしませんでした。２番目に流行したＨ１Ｎ１は、２００９年に流行したときに「新型インフルエンザ」と呼ばれたもので、これはワクチン株とよく似ていました。ちなみに２０１７／２０１８シーズンも、Ａ型もＢ型も完全に予想が当たっていたわけではないのですが、ワクチン株と同じグループの株のウイルスが流行しました。

でも、**流行型が合わなかったときでさえ、インフルエンザワクチンには、①感染してから発症する可能性を抑える効果、②発症してから重症化を防ぐ効果があります**（※1、2）。

インフルエンザの重症化とは、「高熱が出る」「症状がつらい」という意味ではなく、「肺炎や脳症を起こす」ということです。「ワクチンを打ったのにインフルエンザで40℃の熱が出た」ということは、子どもにはよくあります。「熱が高い＝重症」というわけではないのです。

アメリカで１９９０〜２０００年にインフルエンザワクチンを〈接種した高齢者〉と〈接種

していない高齢者〉の死亡率を比べた研究によると、前者のほうが毎年必ず死亡率が低かったのです（※3）。ワクチンの型（予測）と実際の流行型が一致しなくても、10年間必ずです。そのため、毎年インフルエンザワクチンを接種することは意味があるといえるでしょう。

インフルエンザワクチンの効果は長くても半年程度なので、毎年10〜11月頃に受けることをおすすめします。特にインフルエンザにかかるとリスクの高い妊娠中の女性は、最優先でワクチンを受けるべきです。以前は、妊娠初期にはインフルエンザワクチンを接種しないほうがいいといわれていましたが、現在では妊娠のどの段階でも最優先です。他にも生後6か月〜6歳未満の子ども、高齢者、慢性呼吸器疾患・慢性心疾患・糖尿病などの持病のある人、医療従事者はワクチンの優先度が高いとしてＷＨＯが接種を推奨しています。

「インフルエンザワクチンは、前橋レポートで効果がないとされたのでは？」と思う人がいるかもしれません。でも、第1章のＱ４で述べたように、前橋レポートは医学的に正確ではありません。前橋レポートは、その当時に可能な方法で行われましたが、やはり調査方法に問題がありました。今、同じような調査をするとしたら、〈ワクチン接種群〉と〈ワクチン非接種群〉の接種率にはもっと差をつけるでしょうし、インフルエンザかどうかの診断には紛れ込みを防ぐために欠席日数でなく、インフルエンザウイルスの遺伝情報を増幅させて検出するＰＣＲ法、またはせめて迅速診断法を用いるでしょう。でも、１９９４年から、日本では集団接種がされなくなってしまいました。集団接種をしていたときのほうが、日本でもアメリカでも、子どもだけでなく高齢者も守られていたことも、第1章のQ4で述べた通りです。

さらに、2010年のカナダの研究では、インフルエンザワクチンとA型肝炎ワクチンのどちらか、受けた本人にも研究者にもわからないようにする二重盲検法で検査したところ、インフルエンザワクチンを受けた群のほうが、インフルエンザにかかりにくかったということがわかりました（※4）。やはり、インフルエンザワクチンは有効なのです。

前橋レポートよりも近年の、もっと厳密に行った研究の結果をもとに考えましょう。（森戸）

## A 予想がはずれても、発症を抑えたり、重症化を防いだりする効果あり！

※1　厚生労働省「インフルエンザQ&A」
https://www.mhlw.go.jp/bunya/kenkou/kekkaku-kansenshou01/qa.html
※2　WHO「インフルエンザ ワクチンの使用」
https://www.who.int/influenza/vaccines/use/en/
※3　Nichol KL et al. N Engl J Med 2007 Oct; 357(14)
※4　Loeb M et al. JAMA 2010 Mar 303(10)

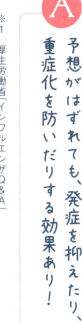

## Q5 すでにかかってしまった感染症のワクチンは不要？

結論からいうと、多くのワクチンは、かかってしまった後に受けても有用です。

まず、インフルエンザの場合は接種前にかかってしまったとしても、4種類のウイルスの抗体が上がる4価のワクチンなので、他の3種類を予防することができます。その他のワクチンの場合も、実際に感染症にかかってもワクチンを接種しても、その効果が永遠に続くわけではありません。抗体が下がってきたら、追加接種する必要があります。ところが、日本のワクチンの追加接種の回数は、他の先進国に比べて少ないのです。

例えば、4種混合に入っている百日咳ワクチンは、日本では2歳くらいまでに4回接種します。でも、4～6歳で百日咳にかかることがあるので、多くの国では5、6回目として一般的にジフテリア、破傷風、百日咳の3種混合ワクチンを追加接種します。

また、現在ではワクチンのおかげで感染症が蔓延しにくくなりました。以前は感染者から出たウイルスが、感染やワクチン接種によって抗体を持っている人の体内に入ると、さらに抗体価が上がる「ブースター効果」が得られましたが、現在では得られにくいのです。このブースター効果が得られないことも、きちんとワクチンを接種しておきたい理由の一つ。

昔のように周囲で感染症が流行していないためにブースター効果が得られないからといって、わざわざ感染症の患者さんと接触することは推奨できません。感染症にかかったら、思いがけず亡くなったり後遺症が残ったりするかもしれないし、そうならなくても体への負担が大きいからです。感染症によって合併症を起こす確率のほうが、ワクチンの副反応が起こる確率よりもずっと高いのです。そして、感染症にかかった場合のほうが、一般的に予防接種をするよりもずっと多くの薬を使いますし、ずっと多額の医療費がかかります。

そういうわけで、**先に感染症にかかっても、公費で受けられるワクチンは原則として受けておいたほうがいいでしょう。**どのワクチンも、抗体のある人が受けても問題はなく、よりいっそう抗体価が上がるだけです。抗体価を検査する必要もなし。検査のために受診する手間と費用を考えたら、そのままワクチンを接種したほうが効率的なのです。（森戸）

## A

**抗体がある人が接種しても問題なし！念のために接種しておいて。**

## Q6 同時接種をしても大丈夫？

子どもにワクチンを何本も同時に接種させると心配になりますね。でも、**諸外国では、20年以上も前からワクチンは同時接種するものでした。いつ、どの感染症にかかるかは誰にもわからず、小さいほうが重症化しやすいので急ぐ必要があるのです。**海外には6種混合ワクチンもあって痛い思いをする回数も減らせますが、日本にはありませんから同時接種をします。

同時接種の安全性は確かめられていて、日本小児科学会も次のように述べています(※1)。

①複数のワクチン（生ワクチンを含む）を同時に接種して、それぞれのワクチンに対する有効性について、お互いのワクチンによる干渉はない。

②複数のワクチン（生ワクチンを含む）を同時に接種して、それぞれのワクチンの有害事象、副反応の頻度が上がることはない。

③同時接種において、接種できるワクチン（生ワクチンを含む）の本数に原則制限はない。

実際には、同時接種をするなら大きな血管や神経がない上腕の外側か太ももの前外側に打ちます。すべての注射を体の別々の所に打つ必要はなく、1インチ（2.54㎝）離せば同じ腕、同じ脚でも大丈夫。ただし、同じ不活化ワクチンを前回と全く同じ場所に打ってしまうと、より腫れることがあるので、腕を変えたり太ももにしたりすることもあります。

こうして同時接種にすると、受け忘れを防ぐことができるうえ、1種類ずつ接種するよりも早期に終了することで子どもを早くから守ることができ、医療機関に行く回数も減らせます。

もしかしたら、「同時接種をすると、副反応の原因がわからなくなるのでは」と心配に思う人もいるかもしれません。でも、打った痕が腫れたなら、一般的に母子手帳に腕か大腿か、右か左かということは書きますし、記載がない場合でも予診票かカルテにはあるので大丈夫。発熱することもあるかもしれませんが、だいたいは1日程度で下がるので問題ありません。

さらに健康被害が起こったときは、定期接種のワクチンのほうが補償が手厚く、定期接種のワクチンと任意接種のワクチンを同時に接種した場合、定期接種の補償が適用されます（※2）。重大な副反応が起こったときのことを考えても、同時接種のほうがいいでしょう。（森戸）

A

**副反応のリスクが上がることはなく、もちろん大丈夫です。**

※1　日本小児科学会「日本小児科学会の予防接種の同時接種に対する考え方」http://www.jpeds.or.jp/uploads/files/saisin_1101182.pdf

※2　藤岡雅司「ヒブワクチン・小児用肺炎球菌ワクチンの接種一時見合わせは医療現場に何をもたらしたか」『外来小児科学会雑誌』vol.14 No.3 2011

## Q7 ワクチンは接種直後から効果があるの？

ある有名なマンガに、こんなシーンがあります。研究者が自身の開発したワクチンの効果を確かめる際、自分にワクチンを投与し、ウイルスを噴霧しました。ウイルスの潜伏期間である24時間が経過するまで無菌室で「ワクチンの副反応」のために息も絶え絶えになり喀血し、ウイルスに感染することなく24時間が過ぎた瞬間、「ワクチンの効果があった！」と叫びます。

私は、頭を抱えました。ワクチンの効果をこうやって確かめることはありません。「n＝1」、つまりたった1例が成功したというだけで再現できないかもしれず、科学的ではありません。しかも、呼吸困難などの重篤な副反応が生じるワクチンが認められることはないでしょう。

前述した通り、ワクチンの効果を確かめるには〈ワクチンを接種した群〉と〈ワクチンを接種しなかった群〉で感染した人の数がどのくらい違うかを調べて比べます。

例えば、日本で使われている4種混合ワクチンのテトラビックは、臨床試験の成績によると、ジフテリア・百日咳・破傷風・ポリオの抗体陽性率が、3回目の接種後は99％以上、4回目の接種後は100％になります。つまり、必ずしも1回の接種で十分な免疫を得られるとは限りません。

## A

**生ワクチンは1か月後、不活化ワクチンは何回か接種してからでしょう。**

なお、ワクチン接種後、いつから予防効果を発揮するかを検討した調査結果はないようです。**生ワクチンは体を擬似感染状態にするわけですから、病原微生物が体に入って発症するまで、つまり本来の感染症の潜伏期間くらい、抗体が上昇するまでに時間がかかるでしょう。**一概にはいえませんが、接種後1か月程度で予防効果はあります。実際には、その少し前から予防できる状態になっています。例として、黄熱ワクチンは受けてから10日が経てば「黄熱ワクチン接種済み証明書」が有効になります。

**不活化ワクチンは、病原微生物そのものを入れるわけではないので、何回かワクチンを受けることで徐々に抗体が上昇して感染症に対する免疫が付きます。**このようにワクチンごとに効果が高い接種時期・間隔になっているのです。（森戸）

**ワクチン接種後の免疫獲得**

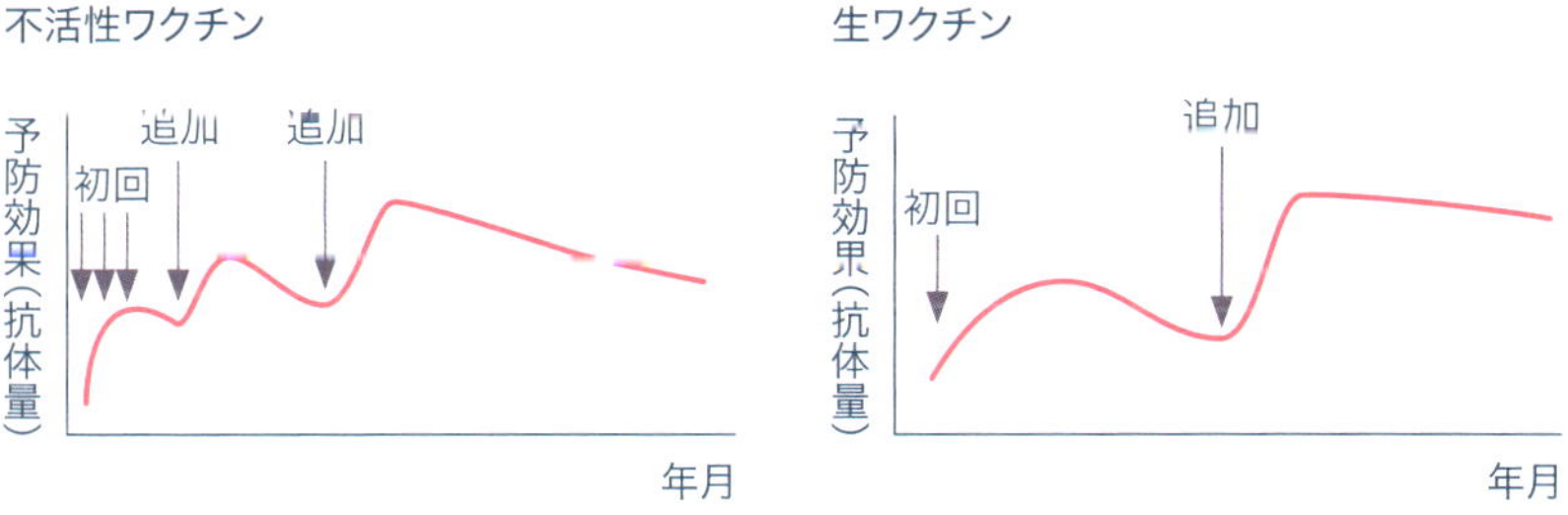

## Q8 ワクチン接種前後に気をつけるべきことは？

厚生労働省の「予防接種法施行規則」や「定期接種実施要領」、ワクチンの添付文書に、接種に関しての注意事項が書いてあります。たくさんの項目があるので読むのが大変ですし、ほとんどの方は当てはまりませんが、一度目を通しておくと安心なので読んでおきましょう。

「予防接種法施行規則」では、ワクチンを受けるときに注意すべき人を挙げています。子どもに関するものをわかりやすく説明すると、以下の通りです。

①以前にそのワクチンを受けていて、さらに受ける必要がない人
②明らかに発熱している人（37・5℃以上）
③重い急性疾患にかかっている人
④そのワクチンでアナフィラキシーショックを起こしたことのある人
⑤BCGを受ける場合は、以前に受けたBCGや外傷などによってケロイドになった人

「定期接種実施要領」では、接種要注意者が以下のように決められています（※1）。

あ 心血管系疾患、腎臓疾患、肝臓疾患、血管疾患、発育障害などの基礎疾患を持つ人

い予防接種後2日以内に発熱のみられた人、全身性発疹などのアレルギーを疑う症状を起こしたことのある人

う過去にけいれんを起こしたことがある人

え過去に免疫不全と診断された人や近親者に先天性免疫不全者がいる人

お接種しようとする接種液の成分にアレルギーを起こす危険性のある人

か乾燥天然ゴム（ラテックス）で栓をしてあるバイアルのワクチンをする際、ラテックスアレルギーのある人

きBCGの場合、過去に結核患者との長期の接触があった人、その他結核に感染している疑いのある人

あに関しては、その病気の主治医と相談しましょう。すべてのワクチンが要注意なわけではありません。いは、ワクチンによっては一定の確率で発熱をすることがわかっているものもあります。発熱だけで他に悪い症状がなければ、次回以降も接種しているのが、実際のところです。うのけいれんを起こしたことがある人ですが、昔は熱性けいれんやてんかんなどがあると、約半年はワクチンを打たないようにするなどという慣習がありました。現在は、そういったことはしていません。当日の体調に留意し、保護者に十分な説明と同意があれば、すべてのワクチンが接種可能です。わからないことがあれば、熱性けいれんやてんかんを診ている医師やワクチンを受けようと思う医療機関で相談してください。

さらにワクチンの添付文書には、以下の人が接種不適当者として書いてあります。

a BCGの場合は結核にかかったことがある人

b 帯状疱疹ワクチン以外の生ワクチンの場合、免疫機能に異常のある病気を持つ人と免疫抑制剤による治療を受けている人

c ロタウイルスワクチンの場合、未治療の先天性消化管障害を持つ人

d 23価肺炎球菌ワクチンの場合、2歳未満の子ども

e 黄熱ワクチンの場合、生後9か月未満の乳児

f 13価肺炎球菌ワクチンの場合、このワクチンかあるいはジフテリアトキソイドでアナフィラキシーショックを起こしたことのある人

でも、実際には、bのような病気がある人ほど感染症から身を守る必要があり、免疫抑制剤を飲んでいても一定基準を満たしている人が弱毒化した生ワクチンを受けた場合、重篤な副反応はなかったという研究があります(※2)。国立成育医療研究センターでは、さらに条件を変えて免疫治療中の小児でも安全に接種できるかを研究中です。主治医に相談してみましょう。

その他、川崎病は1歳頃に多い病気なので、発症した後にワクチンを受ける際、特によく問診で医療者に確認されることがあります。川崎病に限らないのですが、輸血やガンマグロブリン製剤を投与された場合、生ワクチンの接種には3か月以上あけます。これは、血液製剤の中に含まれるガンマグロブリンが、ワクチンの成分を中和してしまい、十分な免疫ができない恐

れがあるからです。3か月以上あけるのは、ガンマグロブリンがなくなるのを待つためです。ただし、BCGや4種混合ワクチン（DPT－IPV）、インフルエンザワクチンはその限りではないので、ガンマグロブリンなどの血液製剤を治療に使った医師に確認しましょう。

ワクチンを受けた後、アナフィラキシーショックのような重い副反応や痛い思いをして倒れたり気を失ったりする迷走神経反射は通常30分以内に起こりますから、医療機関内や医療機関のすぐ近くで様子を見ます。医療機関で注射した部位に貼ってくれるシールは、血が止まったら取っていいです。注射した部分は揉みません。痛い場合には保冷剤などで冷やしましょう。接種後1時間が経てば、普通の入浴はかまいません。接種当日だけは激しい運動（マラソンや水泳など）をしてはいけませんが、翌日からはOKです。（森戸）

A

**接種前は接種要注意者でないかどうか、接種後は異変がないかどうかに注意して。**

※1　厚生労働省「定期接種実施要領」
https://www.mhlw.go.jp/stf/seisakunitsuite/bunya/0000036493.html
※2　国立成育医療研究センター「免疫抑制薬内服中患者への弱毒生ワクチン接種、全国実態調査を開始」
https://www.ncchd.go.jp/press/2017/20171129.html

# Q9 副反応ってどんなものがあるの？

ワクチン接種後、お子さんに何らかの不調が出たら心配になりますね。ただ、ワクチン接種後に出た症状がすべてワクチンのせいとは限りません。

1986年にフィンランドで、581組の双子を〈MMRワクチン群〉と〈プラセボワクチン（偽薬）群〉に分けて接種し、3週間後に今度は入れ替えて再接種するという研究の結果が発表されました（※1）。局所反応のほとんどに差がなく、有害事象の大半が「副反応」ではなく「風邪」によるものでした。副反応がどうかを知るには、比較が必要です。

実際の副反応のほとんどは、発熱・接種部位の腫れなどの軽いものです。副反応にはどんなものがあるか詳しく見ていきましょう。

● **発熱**

接種後に発熱することがあります。特に麻疹ワクチンや小児肺炎球菌ワクチンは、発熱しやすいワクチンです。**小児肺炎球菌ワクチンは接種した日か翌日、麻疹ワクチンは接種1週間後くらいに発熱し、ほとんどが38℃前後で半日から1日程度で解熱**していきます。

●**接種した部位の腫れ**

腕や脚などの接種した部位が腫れることがあります。上腕の場合、**腫れが肘より下まで広がることがなければ心配する必要はありません。**

特に腫れやすいのは、4種混合ワクチンやインフルエンザワクチンとされています。日本では多くのワクチンを上腕後外部下3分の1の部位に浅めに皮下注射することが多いと思いますが、海外では乳児のワクチン（小児肺炎球菌ワクチン・ヒブワクチン・4種混合ワクチン・B型肝炎ワクチン）は面積の広い太もも（大腿前外側部）に深く筋肉注射し、あまり腫れることはありません。日本でも「皮下深く（筋注に近く）接種」することはあります（※2）。

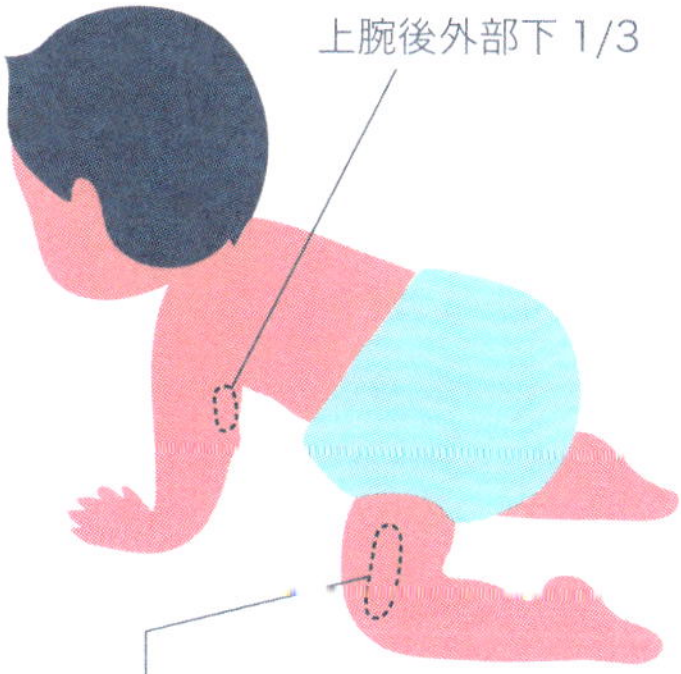


●**発疹など（生ワクチン特有の副反応）**

ごくまれに感染したような症状が出てしてしまうことがありますが、あまり心配することはありません。**麻疹ワクチンは弱毒化されたウイルスが体内で増殖する接種5～14日後に発熱や発疹、おたふく風邪ワクチンは接種10～14日後に耳下腺が腫れ、水ぼうそうワクチンは接種の**

**1〜3週間後に水疱のある発疹を伴うことがあります。**いずれも軽症で、無治療で治ります。生ポリオワクチンとは違い、第三者に感染させることもないようです。

●**失神（血管迷走神経反射性失神）**

注射を打ったときの痛みや恐怖などの刺激が迷走神経を介して伝わり、心拍数が減ったり血圧が下がったりすることで、一時的にふらつきや失神を起こすことがあります。HPVワクチンや海外製A型肝炎ワクチンなどは痛みを伴いやすく、失神を起こしやすいです。接種後すぐにベッドなどに横になると、失神しにくくなります。

●**アナフィラキシー**

ごくまれに起こる重篤なアレルギー症状です。接種後30分以内に起こりやすいといわれていますが、一般的に接種してから発症するまでの間隔が短いほど症状が強くなります。アレルギーというと蕁麻疹などの発疹をイメージする人も多いとは思いますが、全例に発疹が出るわけではありません。**接種後の咳込みやくしゃみ、腹痛などにも注意しましょう**（105ページ参照）。

●**脳炎・無菌性髄膜炎など**

発熱・頭痛の他、頸部硬直（首が痛くなり、前に曲げにくい）などの症状を伴うことがあります。また、影響を受けた脳神経の部位によって、神経脱落症（意識障害や体の麻痺）を伴うことがあります。めったにないことですが、接種後1か月ほどは注意しておきましょう。

おたふく風邪ワクチンは、自然感染に比べると低いのですが、まれに接種後3週間ほどしてから無菌性髄膜炎を起こすことがあります。自然におたふく風邪に感染した場合で無菌性髄膜炎にかかる確率は2％程度、日本のおたふく風邪ワクチンの場合は0・1％以下です。麻疹ワクチンも100〜150万人に1人に脳炎や脳症を起こすといわれています。

**●ADEM（アデム：急性散在性脳脊髄炎）**

発熱や意識障害を伴うアレルギー性の脳脊髄炎。ウイルス感染、ワクチン接種2〜15日後に起こるとされ、早期治療すれば予後は比較的よいとされています。様々なワクチンで、まれにADEMの報告がありますが、共通の成分は見つかっていません（※3）。

**●CRPS（シーアールピーエス：複合性局所疼痛症候群）**

ワクチン接種後、様々な部位に痛みや運動制限などの多様な症状が出るのがCRPS。皮膚の色の変化や筋萎縮を伴うことがあります。神経を損傷した場合としない場合に分けられますが、通常の予防接種は神経の多い場所には接種しません。心理的要因が機能低下と痛みの重症度に影響するといわれています（※4）。インターネット上には「原因不明の難病で、体中に広がって寝たきりになる人もいる」などと書かれていますが、軽症の人も多いです。**不安を煽る伝え方をすると、痛みや症状が悪化する可能性があるので慎重に伝えるべき**でしょう。

この他、それぞれのワクチン特有の副反応を見ていきましょう。

## 〈BCG〉

BCG接種2〜3か月後に接種痕が赤くなり、**接種した側の脇の下のリンパ節が腫れることがありますが、少しずつ小さくなっていくので3㎝以内であれば心配ありません。**アレルギー性の反応で「結核疹」という発疹が出ることもありますが、ステロイド軟膏でよくなります。

その他、まれに骨炎や骨髄炎を起こすことがあります。比較的早期に接種すると出やすいともいわれていて、接種後9〜12か月ほどで見つかることが多いです。痛みや腫れを伴うことがありますが、結核そのもので起こる骨炎や骨髄炎よりも軽症です(※5)。

## 〈ロタウイルスワクチン〉

まれに小腸の中に小腸が入り込んでしまう「腸重積」の報告があります。初回投与の1週間以内が多いです。生後14週6日までに初回投与をすれば、頻度は減ります。腸重積は早期発見・治療すれば治りやすいので、**何度も嘔吐する、一定の間隔をおいて泣く、便がイチゴジャム状**

に赤くなる（粘血便）などの症状があったら、夜間でも救急外来に問い合わせてください。

## 〈HPVワクチン〉

一般に「子宮頸がんワクチン」といわれているHPVワクチンを接種すると、多彩な症状を起こすといわれていました。代表的なものでは「HANS《ハンス》（HPVワクチン関連神経免疫異常症候群）」「MMF《エムエムエフ》（マクロファージ性筋膜炎）」などがあり、大まかにいえばHPVワクチンによる免疫の異常で脳神経系が攻撃されるという考えです。しかし、これらのいずれも科学的に証明された疾患ではありません。様々な検査でも異常は見つからず、現在のところ「HPVワクチンの接種後に起きた」という以外に明確な共通点はありません。HPVワクチンについては海外の論文でも安全性が示されていますし、「名古屋スタディ」でも明らかな差が出なかったことは前述の通りです（１１６ページ参照）。認知行動療法などで改善例があります（※6）。

ワクチン接種後に何らかの症状があるときは、接種した医療機関に相談しましょう。

定期接種の場合、規定の期間内に副反応が出たときは「予防接種後副反応疑い報告制度」に従って、因果関係の有無を問わず、厚生労働省への報告義務があります。定期接種以外の場合は、医療関係者が保健衛生上の危害の発生または拡大を防止する観点から報告の必要があると認めた場合に報告します。この報告は医薬関係者であれば接種医でなくてもよく、被接種者や保護者が報告できるシステムもあります（※7）。

これらの報告内容は、国立感染症研究所で集計・解析され、異常な集積がないかについて、週ごとに情報共有されています。もしも異常な集積があった場合には、ロットごと、期間ごと、ワクチンごと、症状ごとに分析し、緊急な対応が必要かどうかについて検討を行っているのです。その内容は、厚生労働省のサイトに公表されています（※8）。（宮原）

## A

**主に発熱や接種した部位の腫れですが、まれな症状も知っておきましょう。**


※1 Peltola H et al. Lancet. 1986 Apr 26;1（8487）：939-42.
※2 渡辺博『わかりやすい予防接種　改訂第5版』診断と治療社p．109
※3 厚生労働省「日本脳炎ワクチン接種後に報告されたＡＤＥＭへの対応について」
https://www.mhlw.go.jp/stf/shingi/2r9852000002r5cg-att/2r98520000002r5nu.pdf
※4 Bean DJ et al. Clin J Pain. 2014 Aug;30（8）：647-53.
※5 厚生労働省「ＢＣＧ接種時期の見直しについて」
https://www.mhlw.go.jp/stf/shingi/2r98520000002gv1g-att/2r98520000002gv58.pdf
※6 朝日新聞「『因果関係、否定も証明もされず』佐々木征行氏に聞く」
https://www.asahi.com/articles/ASL2G5D4VL2GUBQU01J.html
※7 厚生労働省「予防接種後副反応疑い報告制度」
https://www.mhlw.go.jp/bunya/kenkou/kekkaku-kansenshou20/hukuhannou_houkoku/
※8 厚生労働省「厚生科学審議会（予防接種・ワクチン分科会 副反応検討部会）」
https://www.mhlw.go.jp/stf/shingi/shingi-kousei_284075.html

# Q10 副反応が起こったときは補償を受けられる？

ワクチンの接種後に何らかの問題が起きたとき、例え因果関係がはっきりしなかったとしても、当事者であるお子さんはもちろん保護者の方が理不尽に感じるのは当然です。解決方法は悩ましいのですが、もしも重大な副反応が起こったり、後遺症が残ったりしたときには治療が必要ですし、看病のためにもお金は必要です。

ワクチンによる副反応と呼ばれているものには、接種した場所が腫れた場合のように因果関係（原因と結果の関係）が明らかなものもあれば、因果関係を調べるのが難しいものもあります。特に珍しい病気の場合ほど、因果関係を調べるのは困難です。

私は、因果関係を100％は証明できなくても、ある程度の妥当性があれば補償は受けられるようにしたほうがいいと思いますし、実際もそうなっているようです。

ただ、残念ながら、日本では定期接種と任意接種で補償の額が違います。**定期接種は「予防接種健康被害救済制度」の適用**です。補償額は2年に一度、改定されていて、2019年4月現在では、死亡一時金で4400万円が支給されます（※1）。

**任意接種は、一般的な医薬品と同じ扱いで「医薬品副作用被害救済制度」の適用**です。「医薬品」とは、製造販売の承認・許可を受けた医薬品であり、病院・診療所で処方された医療用医薬品、薬局・ドラッグストアで購入した要指導医薬品、一般用医薬品が含まれます（※2）。最高金額は、遺族一時金が2019年4月現在で733万3200円です。

このように定期接種と任意接種では6倍もの差があります。すべてのワクチンで同じ水準の手厚い補償制度を設けるべきでしょう。

また、個人輸入では「予防接種健康被害救済制度」も「医薬品副作用被害救済制度」も適用されません。補償を謳っている輸入代行業者もありますが、ハードルが高いと言わざるを得ません。ただ、個人輸入ワクチンには、安全性が評価されているものが多いです。

補償は定期接種では市区町村へ、任意接種は医薬品医療機器総合機構へ請求します（左ページ参照）。ただし、任意接種の中で地方自治体が実施している予防接種は、独自の保険制度に加入している場合もあるので問い合わせてみましょう。（宮原）

## A 要件を満たせば受けられますが、定期と任意で金額が大きく違います。

※1　厚生労働省「予防接種健康被害救済制度」　https://www.mhlw.go.jp/bunya/kenkou/kekkaku-kansenshou20/kenkouhigai_kyusai/

※2　医薬品医療機器総合機構「給付の種類と給付額」　https://www.pmda.go.jp/relief-services/adr-sufferers/0007.html

## 定期接種と任意接種の補償金額の比較

| 予防接種の種類 | 臨時接種及びA類疾病の定期接種 | B類疾病の定期接種 | 任意接種 |
|---|---|---|---|
| 救済制度 | 予防接種健康被害救済制度 | | 医薬品副作用被害救済制度 |
| 死亡した場合の補償額（遺族一時金） | 44,000,000円 | 7,333,200円* | 7,333,200円 |

＊生計維持者以外の人が副作用により死亡した場合の金額
2019年4月1日現在

※1、※2より改変して作成

## 定期接種での手続きの流れ

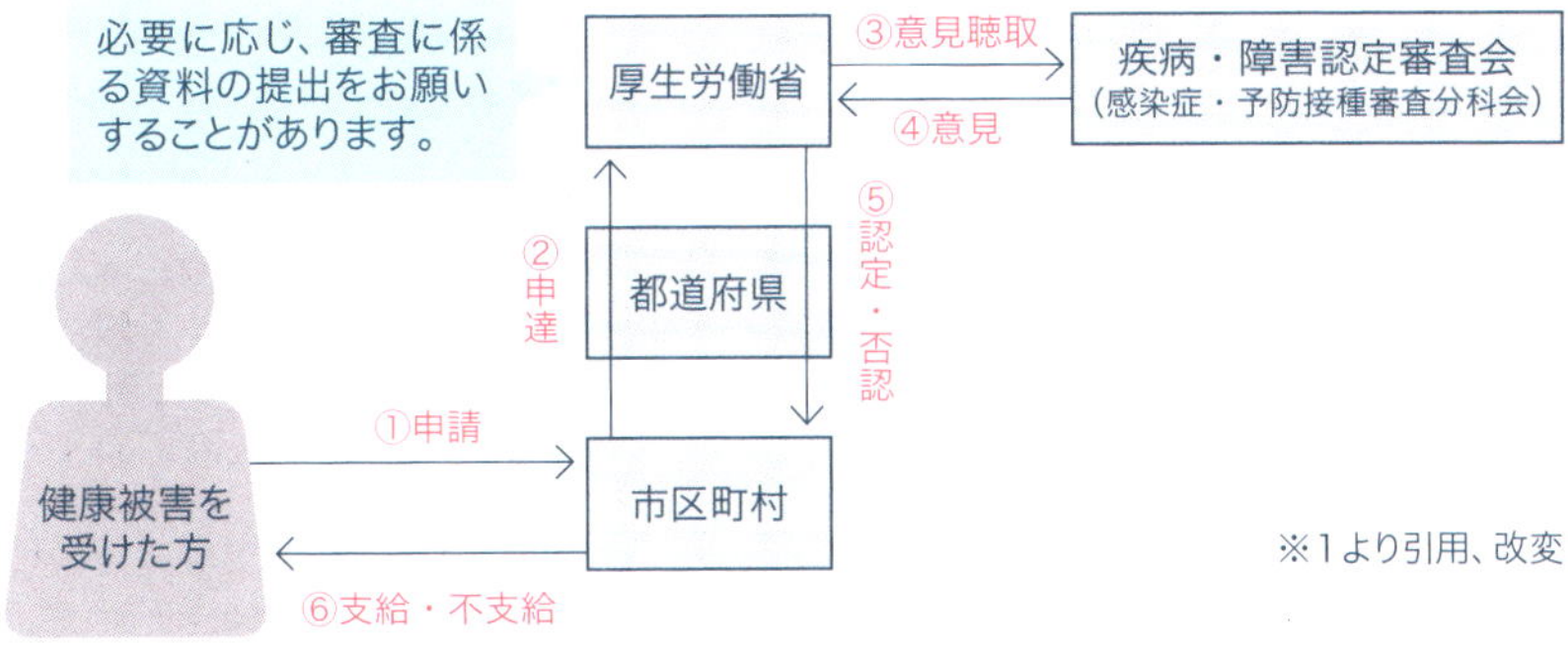


※1より引用、改変

## 任意接種での手続きの流れ

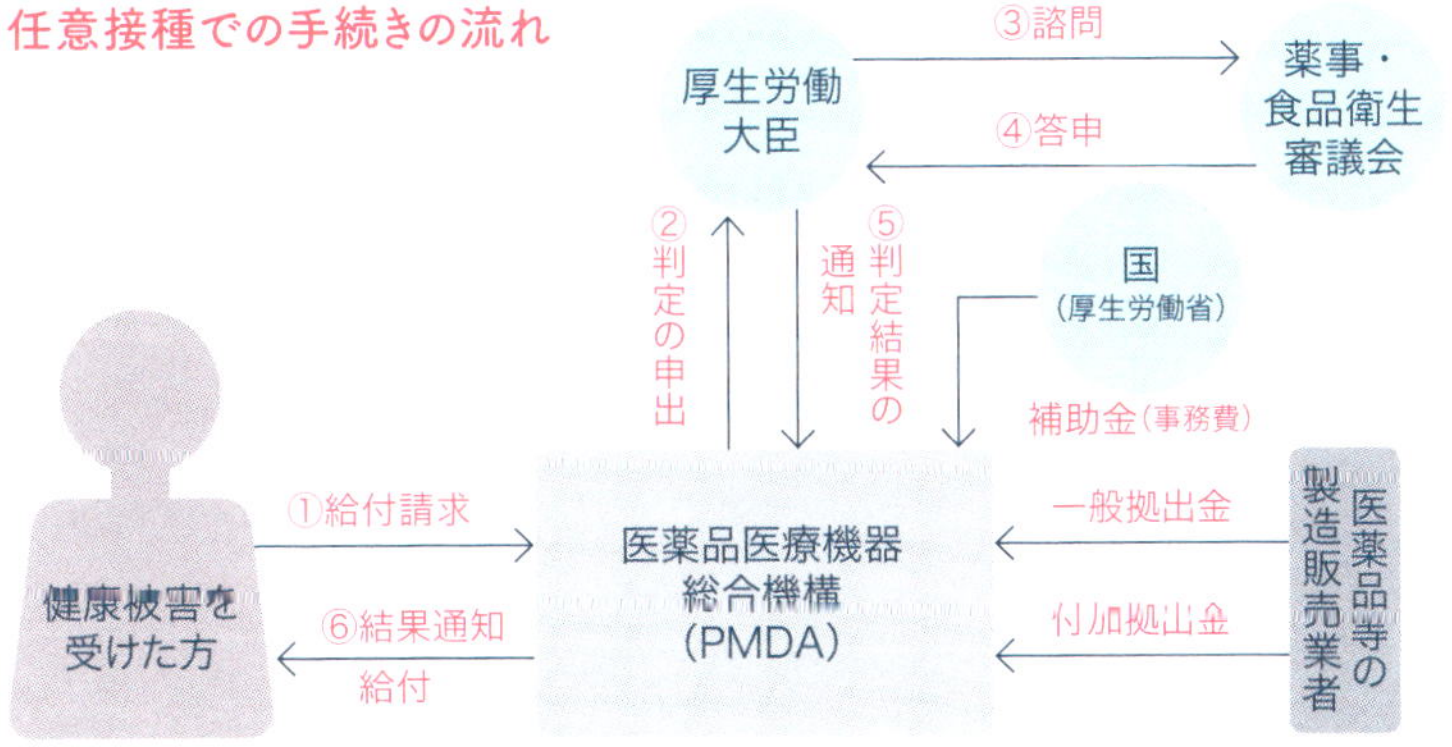


医薬品医療機器総合機構　「医薬品副作用被害救済制度に関する業務」より引用、改変
https://www.pmda.go.jp/relief-services/adr-sufferers/0001.html

# 予防接種をやめても感染症は増えない？

まれに「予防接種をやめても、感染症は流行しない」と書いてある本や雑誌もあります。先にも述べたように、その根拠としてよく持ち出されるのが、1975年に3種混合ワクチン（DPT：百日咳、ジフテリア、破傷風）の定期接種が一時中止になったときにジフテリアが増えなかった、という話です。3種混合ワクチンは、この3か月後に接種開始年齢を比較的安全とされる2歳以上にして再開されましたが、接種率は低いままでした。

このとき、確かにジフテリアは増えませんでした。しかし、下の表の通り、百日咳の患者数は急増し、1979年には20名の死亡が報告されています（114ページ参照）。さらに、新しいワクチンで定期接種が再開されるまでの6年間に患者は10倍以上になり、死亡者数は合計100名以上にのぼりました[※1]。

このことからも、その他の様々な事例——例えば子どものときに風疹ワクチンを接種していない世代を中心に今現在も風疹が流行していることからも、予防接種をやめると感染症が増え得ることがよくわかります。

なお、破傷風は震災や洪水などの自然災害で増えますし、ジフテリアはソ連崩壊後のロシア（1993年）や経済破綻しているベネズエラ（2019年現在）など、公衆衛生が破綻した際に流行することがあります。そのため、海外の一部地域では破傷風ワクチンやジフテリア破傷風混合ワクチン（DT）などを成人にも定期的に接種して、危機に備えているのです。

こういった理由で今現在、流行していない感染症でも、普段から注意を払う必要があるのです。（宮原）

※1　厚生労働省伝染病統計・人口動態統計

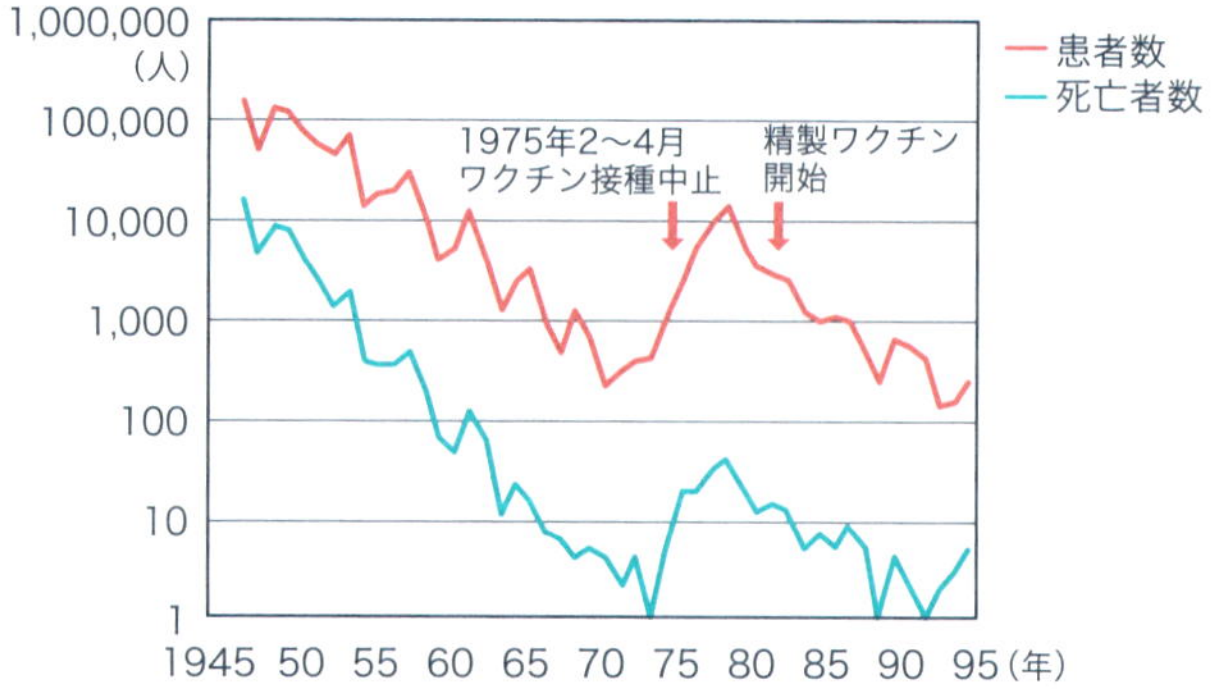


百日咳届出患者数および死亡者数の推移
1947～1995年

※1より引用

# 第5章
# 予防接種をできない、したくないとき

## Q1 家族が予防接種に反対して困っています

予防接種外来のとき、お子さんとお母さんに付き添って来られたおばあさんが「一度に何本も打つの？まだ小さいのに」と何度もおっしゃったことがあります。正確な知識がないと、「時期が早い」「本数が多い」などという感覚的な不安を持つことも多いでしょう。

この第5章までに書いてあることを説明してみてください。予防接種が始まった理由、感染症の怖さ、ワクチンが病気を防ぐ仕組み、副反応のリスクは極めて低いこと、同時接種は世界標準であることなど、読者のみなさんはすでに理解してくださったと思います。

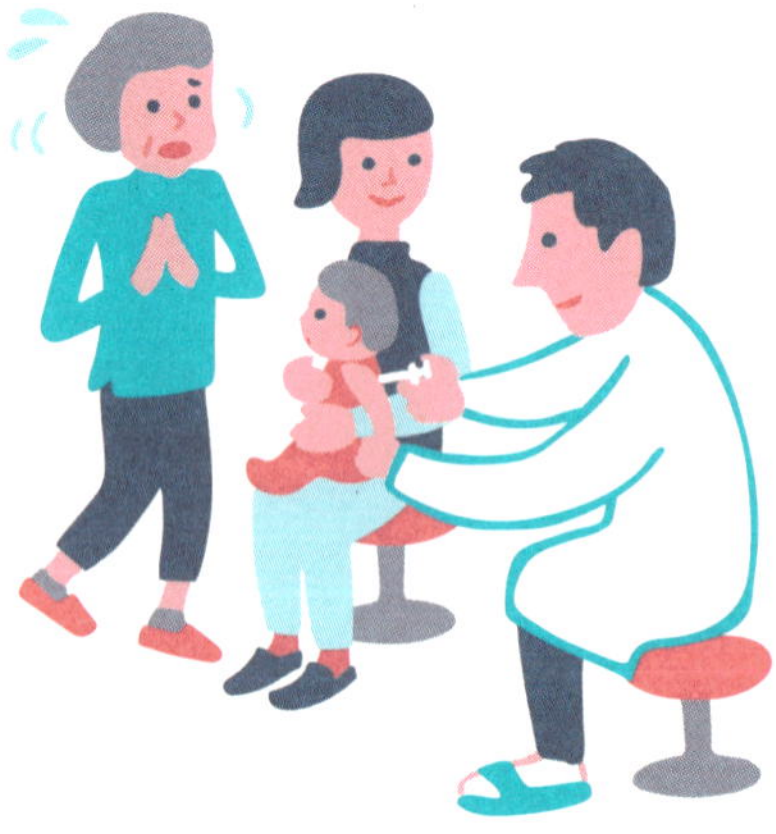

でも、「感染症にかかったほうが体は強くなる」「かかったほうが免疫は付く」といった俗説やデマを信じてしまっている場合は大変ですね。感染症にかかっても、体は強くなりません。百日咳にかかったら百日咳に対する免疫は付きますが、他のウイルスや細菌に対しての免疫は

付きません。また、麻疹を発症した場合、少なくとも数週間は免疫力が下がるので、一度かかった感染症に再びかかってしまうことがあります。途上国で麻疹による死亡率が高いのは、麻疹感染後にすべての病原微生物に対する免疫力が下がる「細胞性免疫抑制状態」になり、二次感染で他の病気にかかることが多いからだといわれています（※1）。

また、**確かに感染症にかかったほうが、その感染症に対する免疫力は付くでしょうが、免疫力を付けることは手段でしかなく、目的は感染症にかかって苦しまないこと、後遺症を残さないこと、死なないことです。**ロタウイルスワクチンを飲まずにロタウイルス感染症になり、抗体は上がったけれど、重症の脱水やロタウイルス脳炎になってしまっては意味がないのです。

以上のように話したら理解してもらえることが多いのではないかと思いますが、それでも反対する親族がいる場合、最終的な責任はお子さんのご両親にあるわけですから、完全に納得してもらう必要はないでしょう。

それよりも問題になるのは、ご両親で意見が合わないときです。あるお母さんは私の外来に来たとき、「予防接種を受けさせていましたが、夫が危険ではないか、ホメオパシーのほうがいいのではないかと言うので中断したいのです」と話されました。

ホメオパシーとは、200年前にドイツ人医師のハーネマンが始めた代替療法で、希釈を重ねて有効成分が残っていない水を含ませた砂糖玉・レメディで様々な病気を治療できると称するものです。WHOが効果を認めているという話がインターネット上に見られますが、イギリスのBBCのインタビューでWHOは「ホメオパシーは治療法ではない」と言っています(※2)。私が「お父さんはホメオパシーやレメディに詳しいのですか?」と質問したところ、特に詳しいわけではなく、お母さんが勉強するように言われたとのことでした。同様に、お父さんのほうが「ワクチンは危険だから子どもに受けさせるな」と言っているけれど、「毎日面倒をみているのは私だし、医療機関に連れて行くのも私。必要だと思うので、ワクチンは受けさせます」と言うお母さんもいました。

また、別のご両親では、お父さんがお母さんに「君の好きなようにして」と予防接種のことは任せたままで、お母さんは不安に思って、いろいろな小児科で意見を聞いているということでした。ご両親の一方が責任を放棄してしまうのも、不安の原因になるのでよくありません。ぜひご夫婦間で情報を共有し、よく話し合ってくださいね。(森戸)

**A 特にご両親で意見の合わない場合は大変。情報を共有して話し合いましょう。**

※1　岩田力「麻疹ウイルスによる細胞性免疫抑制の機序」『医学の歩み』vol.185 No.11 1998
※2　BBC NEWS「Homeopathy not a cure, says WHO」http://news.bbc.co.uk/2/hi/health/8211925.stm

# Q2 これだけは接種したほうがいいというワクチンは？

ごくまれに外来で保護者の方に「これだけは接種したほうがいいというワクチンはどれですか？」と聞かれることがあります。まずは1本だけ受けて、怖いという気持ちが少なくなってから進めたいという気持ちもわからなくはありません。

でも、**年齢が小さいほど様々な感染症にかかる危険性は高く、いったんかかってしまったら治療法がない、または治療が難しい感染症だからこそワクチンがあります。お子さんを感染症から確実に守るために、本当は推奨スケジュール通りにすべて接種していただきたい**のです。

私は「これでも日本は他国に比べて受けられるワクチンの数が少ないので、本当に必要最小限の数なんですよ」とお話ししています。

それでも予防接種をしないよりは、1本ずつでもしたほうがいいでしょう。必須ワクチンは全部ですが、ワクチンの優先順位はお子さんの年齢や環境、流行状況によって違います。

例えば、0歳なら日本では結核が根絶されておらず、乳幼児がかかったら重症化することがあるのでBCGが優先です。また、治療法がなく海外から入ってきてしまうこともあるポリオ、百日咳、ジフテリア、破傷風を防ぐ4種混合ワクチンも命を守るために重要といえます。

そして、もしもお母さんがB型肝炎ウイルスのキャリアだったら、生まれてすぐお子さんにB型肝炎ワクチンをするはずです。お母さんでなくても、一緒に暮らす家族にB型肝炎キャリアの人がいたら、日常生活の中で感染しやすいため、よりワクチンが重要になります。

例えば1歳以上なら、現在の日本では麻疹と風疹の感染者の報告が相次いでいるので、MRワクチンで両方の免疫をつけたほうがいいです。きょうだいがいたり、保育園に行ったりして他の子どもと接触がある場合は、ヒブと肺炎球菌のワクチンも受けましょう。水ぼうそうとおたふく風邪も、日本では両方の抗体を持つ人が少ないため、数年おきに流行があります。いったんかかってしまうと、合併症・後遺症のリスクも高い感染症ですから、それぞれのワクチンで防ぎたいものです。

日本脳炎ワクチンも重要です。日本脳炎の報告数が多い西日本や養豚場の近くに住んでいなければ大丈夫と思われるかもしれません。でも、地球温暖化の影響で、日本脳炎ウイルスを媒介する蚊の生息地が北上してきているので、やはりワクチンは受けたほうがいいのです。従来、北海道は日本脳炎ワクチンが定期接種ではなかったのですが、北海道とそれ以外の地域で人や物の往来が当然ありますから、定期接種になりました。

以上のことはあくまで一般論で、もっと詳しくお子さんの年齢や家族、環境を知らないと、ワクチンの優先順位を決めることはできません。どれから接種すべきかを迷うときは、必ず小児科や保健所で相談してみてください。

私のクリニックにも、まれに「ワクチンは選んで受けさせたい」「4種混合ワクチンとMRワクチンだけ接種したい」という保護者の方が来られます。一部の書籍やインターネットのサイトに「ワクチンは選んで打つべき」「〇〇ワクチンだけでいい」といった間違った情報が載っているからかもしれません。

でも、よく考えてみてください。**あなたのお子さんの年齢や家族のことを何も知らないのに、あなたのお子さんの生活環境のことを何も知らないのに、一律に「このワクチンが優先」「このワクチンだけでいい」などと言うことができるはずがありません。**

もしも予防接種に疑問や不安があるなら、ぜひフラットな目で情報を集め、また医師や保健師に相談しながら、少しずつでも進めていきましょう。（森戸）

## A

**どのワクチンも必要ですが、年齢や環境によって優先順位が違います。**

## Q3 ワクチンなしで感染症を防ぐにはどうしたらいい？

よく特定の食品を食べて免疫力をあげれば感染症にかかりにくくなるという説を耳にしますが、免疫力をあげたり、感染症を防いだりする食品はありません。

例えば、最近では「ヨーグルトを食べると免疫力がアップする」「紅茶を飲めばインフルエンザの予防になる」という説がありますが、どちらもエビデンスレベルはとても低く、当たり前のことですが、感染症を防ぐ手立てにはなりません。

その他、「まめに換気や加湿をするといい」「空間除菌を使うといい」という説もあるようです。

でも、病原微生物には感染力が弱いものもあれば、感染力が強くて体内に少し入っただけで感染してしまうものもあります。換気をすることだけでは感染は防げませんし、加湿をしても全く関係のないウイルスもあります。

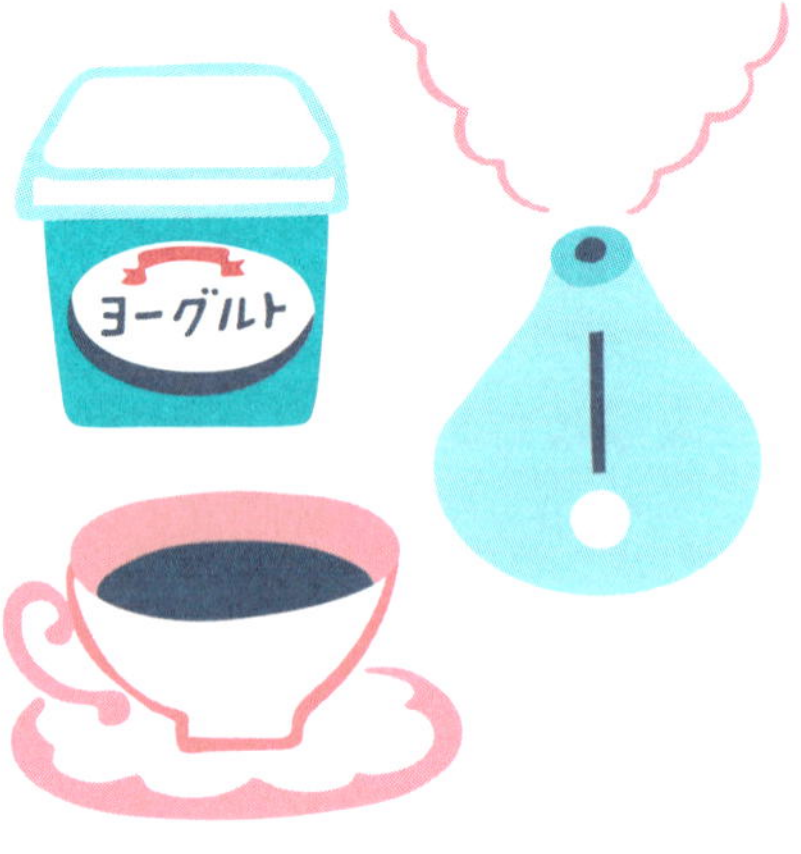

また、空間除菌については、2014年に消費者庁が、部屋においたり首にかけたりするだけで「空間除菌できる」と謳っている二酸化塩素を用いた17社の25商品について、「宣伝には根拠が無く、景品表示法違反（優良誤認）にあたる」として措置命令を出し、事業者は自主回収を行うこととなりました(※1)。首から下げるタイプのもので、乳幼児に化学熱傷を起こすなどの健康被害も報告されています。使わないようにしましょう。

では、本当にワクチンなしで感染症を防ぐ方法はないのでしょうか。家族全員が、母子感染するB型肝炎はもちろん、他のあらゆる感染症にかかっていないことを前提に、以下の二つの条件を満たせば、感染症にかかるリスクはかなり減ると思います。

### ①他の人や哺乳類と一切接触しない

家族も子どもも、他の人や哺乳類との接触をしなければ、破傷風などを除く多くの感染症を防ぐことができるでしょう。でも、それは可能でしょうか？　人里離れたところに住み、買い物は通販にし、保育園や幼稚園に行かず、ホームスクーリングにすれば、他の子どもとの接触はないでしょう。ただし、通販の荷物はドローンなどで配送してもらわないと、届けてくれる人と接触してしまいます。また、子どもが大きくなって結婚する際、パートナーがヒトパピローマウイルス（HPV）を持っていたら、たった一人としか性交渉がなくても感染し、子宮頸がん、陰茎がんなどになるリスクがあります。つまり、この方法は無理でしょう。

②土を触らせない／ケガをさせない／蚊に刺されない

破傷風菌は土壌にいますから、赤ちゃんが歩けるようになり外遊びをするようになったら、破傷風トキソイドが入っている4種混合ワクチン、あるいは単体の破傷風ワクチンを受けないと感染のリスクがあります。先進国でも、手足の傷口から破傷風菌が検出されることがあります。子どもに土いじりをさせず、転倒もしないように気をつけることは不可能ですし、発達に見合った遊びができませんね。蚊やダニに刺される危険性もゼロにはなりません。つまり、この方法も無理です。

現実に即して考えると、ワクチンなしで感染症を防ぐ方法はありません。だからこそワクチンは重要なのです。（森戸）

A

他の哺乳類に一切会わず、自然にも触れないという不可能なことしかありません。

※1　消費者庁「平成25年度における景品表示法の運用状況及び表示等の適正化への取組」https://www.caa.go.jp/policies/policy/representation/fair_labeling/pdf/140709premiums_1.pdf

# Q4 予防接種は不要という証明書をもらいました

小児科医をはじめとした医療従事者が、雑誌やウェブサイトやセミナーなどで「予防接種は必要ない」「ワクチンは選ぶべき」などと言っていると、信憑性が高いように思う人もいるでしょう。予防接種に不安を持っていたら、実際に子どもを診てもらいたいと思うかもしれませんし、さらに「予防接種はしなくてもいい」というような証明書などを発行されたら安心してしまうかもしれません。でも、本当に信じていいのでしょうか？

ごく少数の医師が、どうしてそういう信念を持つに至ったかを知りたかったので、私は彼らの著書やウェブサイトを見てみました。すると、例えばこんなことが書かれていたのです。「ヒブ感染症や肺炎球菌感染症は、それほどよくある病気ではない。昔はなかったワクチンなので受ける必要がない」。これを書いたのは、私より年配の医師だったので驚愕しました。

この2つのワクチンがなかった時代、冬になると大きな病院の小児科病棟には細菌性髄膜炎になった子どもが入院したものです。外来診療をしていても、具合の悪い子が初診して、検査をしたら細菌性髄膜炎だったということもあります。2013年からヒブ、肺炎球菌ワクチンが定期予防接種化されて、そういった経験をすることが減りましたし、全国的に細菌性髄膜炎や侵襲性肺炎球菌感染症が減少しています。ワクチンを受けなければ、そういった時代に逆戻りするでしょう。年配の医師であれば、必ず知っていることです。

その他、「ワクチンは劇薬と書いてあるから危険」と言った医師もいましたが、専門職とは思えない発言です。劇薬とは、薬事法第44条で定められている劇性の高いもので、ワクチンのように皮下投与する場合は急性毒性が体重1kgあたり200mg以下のもの。そもそもワクチン液自体が0・5mℓ（mg）くらいで、その中の有効成分（劇薬とされる成分）は、mℓでは表せないほど少量です。生後2か月だとしても体重は3kg以上ありますから、有効成分が600mgも必要な皮下接種をするワクチンはありません。600mℓといえばコップに3杯分くらいの量で、簡単に皮下に入れられるわけがありません。何でも量が大事ですね。私たちが毎日摂っている水分や塩分でさえ、摂りすぎれば命にかかわります。「劇薬」と書いてあるからといって、有害で避けるべきものではないのです。

「子どもは血液脳関門がまだ完成していないから、大きくなってから予防接種をしたほうがいい」という説も読んだことがあります。確かに胎児や生後6か月未満の子どもは、大人に比べて血液脳関門が未熟です。でも、ワクチンを注射する場合は皮下や筋肉中で局所です。直接、血管に入れるワクチンはないので、血液脳関門をダイレクトに通ったりしません。このように事実を一部だけ混ぜ込み、不安を煽ることで、もっともらしく間違った知識を伝えようとするパターンも非常に多いのです。

さらには「ワクチンを受けても受けなくても、健康に育ってほしいという気持ちは一緒」「親が悩んで選んだ方法なら、それが一番正しい」などと書かれていることもあるので、個々の判断が尊重されているように感じ、一見ステキに思えるかもしれません。

もちろん、子どもを育てる方針は保護者が決めるものです。それでも、医療や健康に関係することは、正確な知識を得たうえで選択しないと、まだ自分で選択できない子どもにデメリットが多すぎます。予防できるはずの感染症にかかって苦しんだり、合併症や後遺症が残ったり、亡くなったりするからです。つらい目にあうのは、保護者ではなく、お子さんなのです。

こういったわけで、医師や医療関係者から「ワクチンを受けなくてもいい」などという証明書をもらったら、ぜひ別の医療機関や保健所でも相談してみてください。

また、考えたくないことではありますが、万が一お子さんの身に何か起こったときに必要になるかもしれませんから、**ワクチンを接種しないという選択の決め手となった書籍や雑誌や証明書、セミナーなどの資料やメモなどは証拠として持っておきましょう。**（森戸）

**A**

**ぜひ別の医療機関や保健所でも相談を。証明書などはとっておきましょう。**

## Q5 やっぱり予防接種したいと思ったときはどうすべき?

予防接種のスケジュールは、その感染症を防ぐ必要性と接種の効果を考えて、最もいいタイミングが推奨されています。でも、それを過ぎてからでも、ロタウイルスワクチンとBCG以外は接種することができます。これを「キャッチアップ」といいます。

ロタウイルスワクチンは、生後15週(3か月半)になるまでに飲み始めることが推奨されていますが、1社のものは生後20週まで、もう1社のものは生後24週まで第1回の接種を受けることができます。生後24週を過ぎると、わずかながら副反応のリスクが上がるのでロタウイルスワクチンを受けること自体ができません。推奨される15週を過ぎたら受けることができない医療機関もあるので、迷っている場合には早めに相談しましょう。

BCGも、1歳未満が対象のワクチンなので、それ以上の年齢の子には推奨されていません。ただ、場合によっては受けられることがあるので、保健所や小児科で相談してみましょう。

その他のワクチンは、定期接種だったら決められた期間内は無料、それを過ぎていても自費で受けることができます。定期接種の期間が124ページにありますから、確認してみてください。任意のワクチンは、医療機関に行って予診票を書けば受けられます。

その感染症にかかってしまったことが明らかだったり、血液検査で抗体が十分あったりする場合はワクチンを接種する必要がないかもしれませんが、記憶は曖昧なもの。例えば、「耳の下が腫れたけど、おたふく風邪だったのか反復性耳下腺炎だったのかわからない」ということもありますね。血液検査で抗体を測ることもできますが、検査には1週間近くかかります。抗体のある人がワクチンを接種しても、よりいっそう免疫が付くだけなので、わからない場合は接種してしまうことをおすすめします。定期接種期間や推奨時期を過ぎた場合は、日本小児科学会のキャッチアップスケジュールを参考にしましょう（※1）。

最後に、**間違いに気づいたときに引き返すのは勇気がいることで、それができるのは素晴らしいことです。**何をどこまで受けたのかわからない、何から始めていいのかわからないという場合は、ぜひ地域の保健所や小児科に母子手帳を持っていって、相談するところから始めてみてくださいね。（森戸）

## A

**地域の保健所や小児科に母子手帳を持っていって相談してみてくださいね。**

※1　日本小児科学会「日本小児科学会推奨の予防接種キャッチアップスケジュール」
http://www.jpeds.or.jp/uploads/files/catch_up_schedule.pdf

# おわりに ～ワクチンをためらう人のために

宮原 篤

2019年1月、WHOは「2019年の世界の健康に関する10の脅威」を発表しました（※1）。その一つに「ワクチンをためらうこと（Vaccine hesitancy）」が挙げられています。WHOは、多くの人がワクチンの接種をためらう大きな原因として、「VPD（ワクチンで防げる病気：Vaccine Preventable Diseases）リスクに対する無頓着（コンプラセンシー）」、「不便なワクチン接種（コンビニエンス）」、「ワクチンへの不信感（コンフィデンス）」の3つを挙げています（※2）。

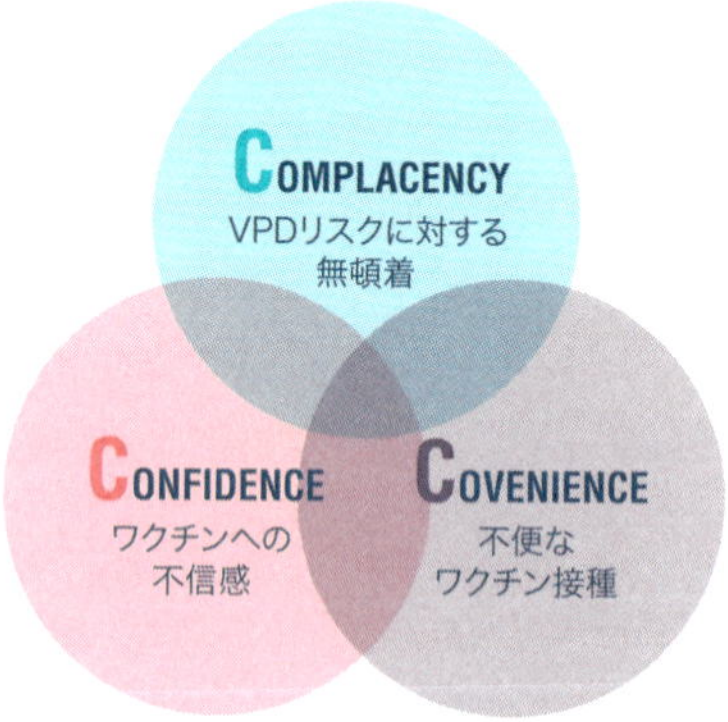

「ワクチンをためらうこと」の3Csモデル

コンプラセンシーというのは、「VPDにはかからないからワクチンは不要」などという無頓着を表しています。ワクチンなどによってVPDが減っているのに、VPDの感染リスクを軽視し、ワクチンの必要性に無関心な状態です。

コンビニエンスというのは、本来は便利という意味ですが、ここでは逆にワクチン接種の不便さを表しています。日本では必要なワクチンのすべてが定期接種になっておらず、任意接種とされたワクチンを接種するにはお金がかかりますし、独自のルールがあってワクチンがすぐには受けられないこともあり、便利とは言い難い状況です。

コンフィデンスというのは、本来は信頼という意味ですが、ここではワクチンへの不信感を表しています。ワクチン自体の有効性や安全性はもちろん、メーカーや行政などのワクチンをすすめる側への信頼が損なわれたときに接種率は低下するのです。

２０１９年現在、世界規模で麻疹が流行しています。２０１７年から２０１８年にかけてウクライナでは１０１３％（４７８２人→５３２１８人）、マダガスカルでは２７６１５％（８６人→２３５５８人）。フランスでは４６２％（５１８人→２９１３人）も麻疹の感染者が急増しました（※3）。２０１９年の１～３月の麻疹の感染者数は、ＷＨＯによると前年同期の４倍に当たる約11万２０００件と推計されています。流行の原因は移民などによる人の出入りもさることながら、麻疹ワクチン（日本ではＭＲワクチン、世界的にはＭＭＲワクチン）の世界的な接種率の低下です。ワクチンに対する信頼感が、先進国を中心に揺らいでいるのです。

さらに日本では、同様に信頼感の低下により、ＨＰＶワクチンの接種率も非常に低い状況。世界各国でＨＰＶワクチンの接種率が上昇し、子宮頸がん対策の戦略が進む中、数十年後に日本だけ子宮頸がんが減っていないという悲しい状況になるかもしれません。

だから、今こそ信頼のおける、そしてわかりやすいワクチンの情報が必要だと思い、本書を執筆しました。ワクチンの必要性や重要性はしっかり伝わったでしょうか。私自身、本書の執筆のために改めて調べ直したうえで、やはりワクチンは必要で重要なものだと再確認しました。自分の好みや意図に合うデータだけひろう「チェリーピッキング」をするのではなく、フラットな目で情報を選びましょう。子どものために、様々な事情によってワクチンを接種できない人たちのために、それから家族や自分自身のためにも。

最後に、本書は小児科医である森戸やすみさんと私とで書きましたが、編集の大西真生さんの多大なる助力がありました。紙面を借りて感謝申し上げます。

※1　ＷＨＯ「Ten threats to global health in 2019」
https://www.who.int/emergencies/ten-threats-to-global-health-in-2019
※2　Noni E. MacDonald et al. Vaccine. 2015 Aug 14;33（34）：4161-4
※3　Wellcome Trust. Wellcome Global Monitor 2018〝Chapter 5: Attitudes to vaccines〟
https://wellcome.ac.uk/reports/wellcome-global-monitor/2018/chapter-5-attitudes-vaccines

## <利益相反行為について>

利益相反行為とは、一般的には、一方の利益になると同時に、他方の不利益になるような行為をいいます。医師と製薬会社の関係で問題になる利益相反（COI）は、例えば製薬会社との何かしらの利害関係のため、実験結果を不当に改ざんしたり、製薬会社の意向に沿った処方をしたりすることです[※1]。要は、患者さんの利益よりも、製薬会社や自分自身の利益を優先することを指します。

なお、利害関係とは、必ずしも金品を伴いませんし、利益相反はあらゆるところで発生します。例えば、ワクチン推進団体の関係者が、ワクチンの利益について論文を書くのも利益相反の一つです。反対にワクチン被害を訴える団体の関係者が、ワクチンの危険性について論文を書くのも利益相反の一つです。MMRワクチンが自閉症の原因になるという「論文」を書いたウェイクフィールド氏には、高額な金銭を伴う利益相反がありました（102ページ参照）。

他方、製薬会社が必要な薬を開発するうえで、医師の意見は不可欠です。医師が正当な範囲内の対価を得て協力すること自体は問題ありません。ただし、最終的には患者さんの利益につながるべきだと思います。また、製薬会社と医師との関係性やお金のやり取りには透明性が求められています。透明性の担保のため、ここに現時点でのご報告を掲載いたします。

著者・森戸やすみに関しては、利益相反に該当する案件はありません。

著者・宮原篤に関しては、ワクチンの監修や市販後調査のために、サノフィ株式会社、ＭＳＤ、ファイザー株式会社、田辺三菱製薬との間に謝礼金などのやり取りがあります（予定も含む）。その他、VPDの会に所属しています。ワクチンによって病気を防ぎ、命を守ることに貢献したいからであり、収益等が目的ではありません。

※１　日本医師会　「利益相反（COI）」
http://www.med.or.jp/doctor/member/kiso/d14.html

## 著者プロフィール


### 森戸やすみ（もりと やすみ）

1971年、東京生まれ。小児科専門医。一般小児科、NICU（新生児特定集中治療室）などを経て、現在は東京都千歳船橋の「さくらが丘小児科クリニック」勤務。医療者と非医療者の架け橋となる記事を書いていきたいと思っている。『新装版 小児科医ママの「育児の不安」解決BOOK』など著書多数。

WEB：http://yasumi-08.hatenablog.com/

### 宮原 篤（みやはら あつし）

1972年、東京生まれ。小児科専門医、臨床遺伝専門医、Certificate in Travel Health ™（CTH®）。大学卒業後、成育医療研究センター成育遺伝部での研究や大学病院などの研修を経て、総合病院小児科に勤務後、東京都千歳船橋に「かるがもクリニック」を開設。地域の小児医療に貢献したいと考えている。

WEB：https://www.karugamo-cl.jp



疑問や不安がすっきり！
小児科医ママとパパの
やさしい予防接種BOOK

発行日　2019年9月24日　第1刷発行

著者　森戸やすみ　宮原 篤
発行者　清田名人
発行所　株式会社内外出版社
〒110－8578
東京都台東区東上野2－1－11
電話　03-5830-0368（企画販売局）
電話　03-5830-0237（編集部）
URL　https://www.naigai-p.co.jp

装丁・本文デザイン　下村敏志（Kre Labo）
イラスト　オオノ・マユミ
校正　内藤久美子
編集　大西真生
印刷・製本　中央精版印刷株式会社




ISBN 978-4-86257-481-7